U0244269

国药励展·大健康产业新知

未来医疗

医疗4.0引领第四次医疗产业变革

［日］加藤浩晃 著

曹健 孟华川 蚁瑞荣 译

机械工业出版社
CHINA MACHINE PRESS

在全球网络信息化、老龄化及新技术不断迭代加速的背景下，医疗健康领域也正在发生变革。未来，患者将被赋予更多的自主权，在获取医疗数据、实现疾病预测和预防等方面更加轻松。这也将改变患者在传统医学中被动从属的地位，从而使患者拥有更多的健康自主权，最终让每个人都成为自己身体的主宰者。

医疗4.0时代即将到来！这是历史的转折点！该书描述了未来医疗的前景，展望了2030年由人工智能等技术革新引发的第四次产业革命。2030年，医疗场景将发生重大变化，新技术将被导入医疗。在医疗4.0时代，多元化、个性化、主体化的医疗将不断进步。如何用先进的技术解决医疗商业模式问题？书中30位医生用未来的眼光，在提出问题的同时，也分享了他们的解决方案！

IRYO 4.0 written by Hiroaki Kato.

Copyright © 2018 by Hiroaki Kato. All rights reserved.

Originally published in Japan by Nikkei Business Publications, Inc.

Simplified Chinese translation rights arranged with Nikkei Business Publications, Inc. through Bardon-Chinese Media Agency.

This edition is authorized for sale in the Chinese mainland (excluding Hong Kong SAR, Macao SAR and Taiwan).

此版本仅限在中国大陆地区（不包括香港、澳门特别行政区及台湾地区）销售。

北京市版权局著作权合同登记　图字：01-2019-4519号。

图书在版编目（CIP）数据

未来医疗：医疗4.0引领第四次医疗产业变革 /（日）加藤浩晃著；曹健，孟华川，蚁瑞荣译. —北京：机械工业出版社，2022.3

ISBN 978-7-111-57479-8

Ⅰ.①未…　Ⅱ.①加…②曹…③孟…④蚁…

Ⅲ.①医疗卫生服务–研究　Ⅳ.①R197.1

中国版本图书馆 CIP 数据核字（2022）第 022997 号

机械工业出版社（北京市百万庄大街22号　邮政编码100037）
策划编辑：杨　冰　　　　责任编辑：杨　冰　蔡欣欣
责任校对：李　伟　贾立萍　　责任印制：李　昂
北京联兴盛业印刷股份有限公司印刷

2022年4月第1版·第1次印刷
145mm×210mm·7印张·3插页·134千字
标准书号：ISBN 978-7-111-57479-8
定价：65.00元

电话服务　　　　　　　　　　网络服务
客服电话：010-88361066　　机 工 官 网：www.cmpbook.com
　　　　　010-88379833　　机 工 官 博：weibo.com/cmp1952
　　　　　010-68326294　　金 书 网：www.golden-book.com
封底无防伪标均为盗版　　机工教育服务网：www.cmpedu.com

推荐序 1

我国的大健康产业正迎来前所未有的发展机遇，这不仅得益于党中央、国务院及各级政府管理部门的坚定支持，也受益于广大人民对健康和美好生活的强烈向往和需求。作为专注于医药医疗大健康领域的展览和会议的组织者，国药励展公司在过去的发展历程中，跟随时代的节拍，通过不断完善自身的平台建设，发展范围从原有的医药医疗领域延伸至食品、体育、化妆品等大健康领域。

我们有幸亲历了我国大健康产业波澜壮阔的发展历程，同时也见证了贯穿大健康产业链的创新力量，立足于产业前沿，持续引领推动产业的科技进步与高质量发展。我们也欣喜地看到，越来越多的机构和有识之士投身到我国的大健康事业建设中来。2017 年"世界媒体 500 强"之一的机械工业出版社，与我们一起合作打造开放式产业研究平台，通过整合产业专家的智库资源，进行系统的选题研究和图书出版，使产业专家能"观"能"执"的智慧分享进一步突破时空的限制，为人类健康的共同事业、为以"健康梦"托起"中国梦"的实现积极献力。

"国药励展·大健康产业新知"图书是我们与机械工业出版社共同打造的第一项专业研究产品，汇聚了双方共同组建的"大健康产业专家委员会"中众多专家学者的真知灼见，相信能给予国内大健康产业的企业经营者、创业者、市场及产业研究者、投资者以启迪和参考。

"国药励展·大健康产业新知"图书首次在第 80 届中国国际医疗器械博览会（CMEF）上推出，共计 5 种，分别是《精准医疗：未来医疗新趋势》《重构大健康：创新时代商业模式的未来》《医疗投资：基于价值的投资逻辑和实操》《医疗＋保险：如何构建跨界融合生态圈》《AI＋医疗健康：智能化医疗健康的应用与未来》。推出之后，受到了业界的广泛好评，但这仅仅是双方合作计划的开始，在此基础上，2019 年 10 月，在第 82 届中国国际医疗器械博览会上，我们又推出了该系列的最新研究成果，共计 5 种，分别是《5G＋医疗：新技术如何改变医疗产业商业模式》《医疗后市场：商业模式与投资热点》《医疗投资：资本如何赋能医疗产业（案例篇)》《医疗机器人：产业未来新革命》《医疗机构的战略管理：利益相关者管理方法》，2022 年推出《智慧医院：技术创新和产业生态构建》、《价值医疗：医疗服务新未来》和《未来医疗：医疗 4.0 引领第四次医疗产业变革》。未来，我们还将依据产业发展的热点与变革，持续推出该系列研究产品的后续内容，从前沿新知到实践探索，出版更多优秀的图书，助推医疗产业的技术发展与科技创新。

择善固执，莫忘初衷。在此，谨以这些研究成果的出版，为健康产业的高质高效发展，也为"健康中国"的实现略尽绵薄之力。

国药励展董事总经理

胡昆坪

推荐序 2

在本书翻译期间，恰逢新冠肺炎疫情在全球暴发。在此背景下，业界学者与政府管理者对我国现有医疗卫生体系多有反思：未来的医疗体制应当怎样变革，才能够更好地适应全球化的问题。

不经意间，4.0 时代已经到来。从工业 4.0、全球化 4.0、互联网 4.0 到医院 4.0、健康 4.0、医疗 4.0 等。不同领域和行业都进入了 4.0 时代的系统变革。

在看到加藤浩晃先生所著的《未来医疗：医疗 4.0 引领第四次医疗产业变革》一书时，我们团队成员经过交流与沟通，都认为这本书的内容非常有意思，对国内医疗产业的发展有很好的借鉴价值。在这个医疗变革的时代，大家感觉非常有必要把它翻译和推荐给国内更多的医疗行业创新者和广大读者。该书作者通过对日本医疗健康领域 30 位拥有不同背景的专业人士进行访谈，展现了未来医疗的各种场景。受机械工业出版社编辑的委托，笔者与中日友好医院的孟华川先生、上海交通大学医学院的蚁瑞荣博士（日本千叶大学医学博士），共同对《未来医疗：医疗 4.0 引领第四次医疗产业变革》一书进行了翻译。

美国知名心脏病学与医疗预言专家埃里克·托普在《未来医疗：智能时代的个体医疗革命》一书中，为我们描绘了未来医疗领域的一系列创新场景。在大数据开启的智能化时代，医疗领域将发生颠覆性的变化，以患者为中心的医疗时代即将到来。在开放的大数据时代下，无线医疗技术将在医疗服务、医患关系方面颠覆自古以来的"家长式医疗"，实现"以患者为中心"的个体化医疗革命。

在全球网络信息化、老龄化及新技术不断迭代加速的背景下，医疗健康领域也正在发生变革。未来，患者将被赋予更多的自主权，患者个人在获取医疗数据、实现疾病预测和预防等方面将变得更加容易。这也将改变患者在传统医学中被动从属的地位，从而使患者享有更多的健康自主权，最终让每个人都成为自己身体的主宰者。

医疗 4.0 时代也将是医疗人工智能大发展的时代。医疗人工智能在医疗机器人、影像识别、辅助诊断、辅助护理、药物研发、基因测序、健康管理等方面的发展日益受到人们的广泛关注，这将对人类健康以及社会医疗结构产生历史性的影响，医疗人工智能将引领未来医疗快速前行。

他山之石，可以攻玉。当前，我国人口老龄化水平逐渐提高，日本的一些医疗创新发展模式，对于我国来说有着很高的参考价值。

最后，我们还要感谢日本筑波中心病院内科部长张红博士和东京工业大学地球生命研究所研究员蚁瑞钦博士，以及机械工业出版社陈海娟副社长和杨冰编辑，在你们的共同努力下，本书才能得以早日呈现于国内的读者面前。

曹 健

序　言

　　人口老龄化加剧，青壮年劳动力不断减少，社保费用持续上涨……

　　日本的未来以及日本医疗的未来将会变成什么样？

　　到2030年，"团块世代"（即1947—1949年日本第一次婴儿潮时期出生的人）将成为年龄超过80岁的老年人，而"团块二代"（日本第二次婴儿潮时期出生的一代）也将近60岁了。在这种情况下，要保证充足的劳动力，日本要重新评估业务模式，发展生产力。与此同时，日本也要最大限度地灵活运用相关技术。

　　如今，第四次工业革命正在如火如荼地进行。这是一场巨大的社会变革，灵活运用物联网（IoT）、人工智能（AI）、大数据、机器人等新型科学技术，不仅改变了产业发展模式与结构，还彻底改变了人们的生活方式和交往方式等。同时，以虚拟现实（VR）、增强现实（AR）、混合现实（MR）、第五代移动通信技术（5G）、区块链（分布式数据存储）、脑机接口（BMI）等为代表的全新技术革命正在悄无声息地进行着。正是在第四次工业革命时代，技术带来了颠覆性变革，当前社会已迎来了一个历史性的转折点。

在第四次工业革命中，相关技术也被灵活运用于医学领域。我将这个时期的日本医疗称为"医疗 4.0"。

我们来回顾一下日本的医疗发展史。20 世纪 60 年代为"医疗 1.0"时代，日本实行全民健康保险，由此奠定了现行医疗体制的基础。20 世纪 80 年代为"医疗 2.0"时代，随着老龄化的加剧，日本政府将老龄工作纳入社会经济发展规划中，先后制定了《老人保健法》及《高龄者保健福祉推进十年战略》（又称"黄金计划"），这些都与现在的老年护理政策有密切的关联。近年来，随着互联网的普及，医疗领域出现了运用信息与通信技术的电子病历等新的变革，从而迎来了"医疗 3.0"时代。而第四次工业革命时代的到来，使社会面貌发生了翻天覆地的变化，医疗领域的发展也随之步入了一个全新阶段。

为了避免大家误解，我想先阐明一下，我所说的"只要有第四次工业革命的技术，日本的医疗就会有更好的发展态势"，并不是毫无根据的。归根到底，技术只是手段，但是只要运用得当，就可以大有作为。它有可能为医疗领域至今悬而未决的课题提供新的解决方法。

因此，为了构筑日本医疗的未来，我采访了活跃在该领域的 30 名医师，并撰写了本书。这些医师在各自的专业领域都有所建树。我想在与他们的接触中必能有所发现。我相信他们会从多个角度来讲述第四次工业革命的技术给医疗领域可能带来的变化，从点到面展望 2030 年日本医疗的未来。

正如前文所述，如今，由于第四次工业革命和相关技术的飞速发展，日本社会正迎来一个巨大的转折。与此同时，医疗也必定会发生巨大的变化，拿到本书的读者应该有预感其即将来临。

这些年在医疗领域悬而未决的难题，有可能通过新的技术找到解决的办法。这样一想，大家有没有一种心潮澎湃的感觉呢？希望大家通过阅读本书，一起畅想"医疗4.0"的未来。若本书能够对解决当下医疗领域的一些难题有所帮助，本人将无比欣慰。

加藤浩晃

目　录

第 1 章

日本医疗领域的变化和课题

在考虑 2030 年的医疗时，我们首先要抓住预测准确率极高的"人口动态"这一要点。只要没有发生重大灾害，当前人口动态预测的数据一直到 2030 年都不会有较大的偏差。本章将围绕日本人口动态变化，梳理社会保障费用（以下简称社保费）持续上涨的情况，摸清医疗投入的脉络。

日本未来将面临人口骤减

在日本历史上，人口发生过几次急剧的变化（见图 1 - 1）。1872 年（明治五年），日本的实际人口为 3500 万人。1945 年，第二次世界大战结束，日本的人口是 7200 万余人。1967 年，人口总数就超过了 1 亿人。到了 2008 年，人口增长到 1.2802 亿人，是明治时代的近 4 倍。

2008 年，人口的涨幅达到了峰值，如今已进入了减少阶段，并且减少的速度很快。到 2060 年，预计人口将减少 4000 万人，为 8674 万人。从 1900 年起，用了 100 年的时间增长起来的日本人口将在下一个 100 年之内再次回到 1990 年之前的数值。日本将面临历史上未曾有过的危机——人口骤减。

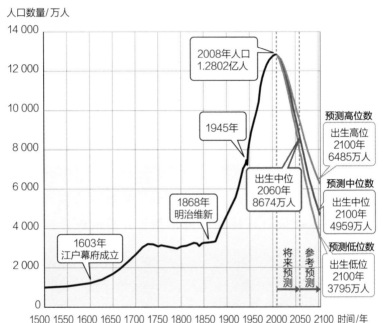

图 1-1　日本人口数量的演变历史

资料来源：1. 1920 年之前，鬼头宏《从人口来看日本的历史》。

　　　　　2. 1920—2010 年，日本总务省统计局"人口普查""人口预测"。

　　　　　3. 2011 年以后，日本国立社会保障和人口问题研究所《未来人口预测》（2012 年 1 月预测）。

这种戏剧般的人口变化在日本历史上也很罕见。在这种背景下，老龄化进程也急剧加快。2015 年，老年人口，也就是 65 岁以上的"团块世代"人数为 3392 万人，照此速度发展下

去，预计在 2030 年将达到 3685 万人，在 2040 年将达到 3878
万人的峰值，之后将呈现下降态势。

在这里，通常会提到 65 岁以上的老年人口和 15～64 岁
的劳动力人口的比例问题。2015 年，其比例为 1:2.3，之
后，由于劳动力人口处于下降的趋势，预计 2030 年该比例
将是 1:1.8。

老龄化进程存在地区差异

日本全国各地的老龄化发展速度有明显的差异。如今，
在年轻人较多的地区面临着老龄化程度持续加深的问题。从
各都道府县 65 岁以上的老年人口增加的数量来看，东京都、
大阪府、神奈川县、埼玉县、爱知县、千叶县、北海道、兵
库县、福冈县依次对应排行榜上的 1～9 名，这 9 个都道府
县老年人口的总增加数量约占全国增加总数的 60%（见
图 1-2）。也就是说，今后日本的老龄化发展将以这 9 个都
道府县为中心。

另外，除去这 9 个都道府县之外的地区，例如我的家乡福
井县，即将步入 65 岁的老年人口与死亡人口数量几乎持平。
因此，即使到了 2030 年，老年人口的数量也和现在并无太大
差异，像这样的地区还有很多。

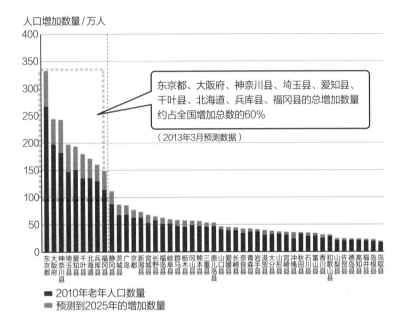

图 1-2　日本各都道府县 65 岁以上的老年人口增加数量

资料来源：日本国立社会保障和人口问题研究所《未来日本各地区人口预测》（2013 年 3 月预测）。

　　也就是说，在日本，老龄化进程存在明显的地域差异。有的地区已经达到了老龄化进程的最高峰，而有的地区才刚刚步入老龄化。由于各地老龄化进程不同，医疗供给量的最大程度也各有不同。

身体健康的人也需承担一年约 35 万日元的医疗费用

　　受到老龄化的影响，医疗费不断上涨。不仅是医疗费，包括养老金和福利在内的社保费也在逐年增加。2000 年，社保

费约为 78.3 兆日元。2016 年，社保费约为 118.3 兆日元，约
为前者的 1.5 倍。社保费中，养老金占比约为 50%，医疗费
占比约为 30%，护理费占比约为 20%。可见，用于老年人的
那部分费用逐年递增。

2000 年以后，日本的国民收入并没有太大的变化，但是
负担在不断加重。2015 年，国民医疗费约为 42.3 兆日元，日
本有 1.2 亿人，平均每个人承担约 35 万日元，如图 1 - 3
所示。

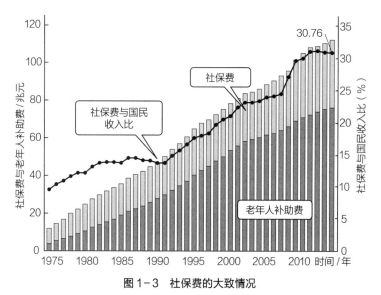

图 1-3　社保费的大致情况

资料来源：日本国立社会保障和人口问题研究所《平成二十六（2014）年度社
　　　会保障费用统计》。

注：1. 老年人补助费是指养老金保险、医疗、老人福利服务以及继续雇佣老
　　　年人相关费用的总和。

　　2. 老年人医疗补助费包括 2007 年以前的老年人保健制度的医疗补助。
　　　2008 财年包括老年人医疗制度的医疗补助金额和 2008 年 3 月以前旧
　　　医疗制度的老年人医疗补助金额。

日本工薪阶层参保的社会保险包括工会参与管理的健康保险和全国健康保险协会掌管的健康保险。一般而言，大企业的员工参加前者，而中小企业的员工参加后者。工会参与管理的健康保险的费用由员工和企业各出一半（劳资折半），因此员工自己就得负担一半的保险费。全国健康保险协会掌管的健康保险有约 20% 的税费补贴，剩余的 80% 由劳资折半负担。此外，如果个体经营者加入了国民健康保险，但是企业并没有加入，那么劳资折半的负担方式就不适用。他们通过给市町村和国家交税补助一半的国民健康保险，因而有着与前两种健康保险同样的负担。

然而，由于日本财政每况愈下，有越来越多的企业解散了工会，加入全国健康保险协会。全国健康保险协会必须支撑这部分人的生活，因此其费用逐渐上涨。由于都道府县的情况各异，全国健康保险协会的保险费率也不尽相同。例如，东京都 2009 年的保险费率为 8.2%，2017 年为 9.9%，上涨了 1.7 个百分点。

疾病结构和老年人群发生的变化

让我们来看看日本的医疗投入是怎样变化和发展的。第二次世界大战后，肺炎和结核病等感染病占很大比重。之后，这些疾病慢慢减少，生活习惯病成为主流，即癌症、心脏疾病、脑血管疾病等。生活习惯病导致的死亡人数占死亡总人数的 60%，现在仍呈现上升态势。而用于治疗生活习惯病的医疗费用占整体医疗费用的比例约为30%。

　　由于疾病结构不断变化，老年人群常患疾病也出现了一些变化。若以65岁为分界线来计算平均剩余寿命，2000年的平均剩余寿命（见图1-4），男性为17.54年，女性为22.42年。2015年的平均剩余寿命，男性为19.41年，女性为24.24年，分别都延长了近2年。

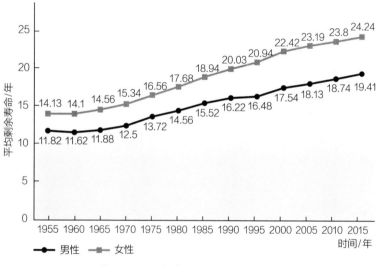

图1-4　65岁时平均剩余寿命的情况

资料来源：日本厚生劳动省2016年《简易生命表概况》。

　　但是，即便平均剩余寿命延长了，也没有人想一直卧病在床，或是在其他不健康的状态下度过自己的余生。我们要延长不需要护理便能独立生活的"健康寿命"，而不是寿命本身。日本人的平均寿命很长，然而平均寿命和健康寿命之间存在近10年的落差。这便是日本所面临的一大课题（见图1-5）。

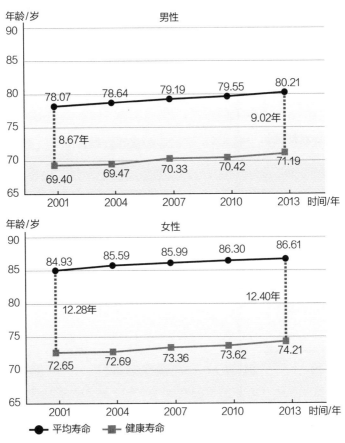

图1-5 平均寿命和健康寿命的演变

资料来源：厚生劳动省《平成28（2016）年版厚生劳动省白皮书》。

平均寿命：2001年、2004年、2007年、2013年，出自厚生劳动省政策统括官附人口动态与保健社会统计室《简易生命表》。2010年，出自厚生劳动省政策统括官附人口动态与保健社会统计室《完全生命表》。

健康寿命：2001—2010年，出自《健康寿命的未来预测和生活习惯病对策的费用与效果的研究》；2013年，出自《厚生科学审议会地域保健健康促进营养部会资料》（2014年10月）。

　　平均寿命和健康寿命的差距扩大，致使投入医疗、护理的时间变长，医疗和护理方面的开销也增大了。延长平均寿命有助于改善公共卫生环境、提高医疗技术，这自然是件好事，但我们也需要采取措施切实延长健康寿命。

　　另外，75 岁以上的老年人群所需护理人员的数量突然猛增。2000 年，日本政府出台了护理保险政策。2000 年之后，75 岁以上的老年人口激增，直到 2030 年这种持续激增的趋势都不会改变。今后，面向 75 岁以上老年人所采取的政策就显得尤为重要了。

　　老年人口持续增加，老年认知症患者也相应地增加。2012 年，65 岁以上的老年人群中，患病人数约占 15%，达 462 万人。到了 2025 年，患病人数则占 20%，约为 700 万人。65 岁以上的独居老人和老年夫妻的数量不断增加，在此背景下，有必要采取应对老年认知症的措施。

　　综上所述，老龄化进程加快、劳动人口减少、社保费增加及疾病结构变化等日本所面临的课题堆积如山。基于这种情况，下一章将展望 2030 年把技术运用到医疗领域所能获得的成果。

第 2 章

医疗和技术的现状及展望

很多人只有身体不舒服，或是生病的时候才会和医疗产生联系。即便在健康检查时被医生指出可能有异常，他们也不会去医疗机构就诊。即使收到医生的警告说其有可能患病，他们也会因为没有自觉症状，就不去医院做进一步检查。未来，人们与医疗产生联系的方式将会发生巨大的变化。

第四次工业革命与医疗

之所以说人们与医疗产生联系的方式会发生变化，是因为与第四次工业革命相关的技术被运用到了医疗中。此次工业革命的起点是产业界正尝试用网络连接信息，有效利用人工智能，自动实现生产和流通等环节的最优化。譬如，人们运用物联网使工厂内的全部东西相连，实现"智能工厂"，即工厂自动化运营。通过互联网一一了解工厂情况，同时优化生产线。物联网的优点就是可以将物品直接连接到互联网，通过远程确认物品的情况，下达指示。这种确认和指示，不仅仅是人类，人工智能也能自动进行。如果人工智能能够分析从物品自动获取的庞大数据信息（大数据），在一些特定的领域里，人工智能将比人类的判断更快、更精准。而且，因为人工智能可以不间断地自动更新，其速度和准确性也会不断地提高。

总体来看，第四次工业革命带来了两大变化。其一，发展"定制"模式。过去，消费者是从生产出来的大量商品中挑选出自己喜欢的商品，处于被动的地位。在第四次工业革命中，消费者一开始就可以定制自己喜欢的商品。在消费者选择完商品下订单后，智能工厂就开始启动，自动生产商品。迄今为止，产业界都是尽可能按照消费者的喜好来研发商品的。能够满足消费者各自不同喜好的定制，有望在更为广阔的领域里实现。

其二，提供新的附加价值。到目前为止，很多交易在商品出售时就结束了。不过，灵活运用物联网后，交易还包括售后服务。譬如现在，消费者购买了灯泡，这笔交易就结束了。但在未来，厂家可以通过将传感器嵌入灯泡中，来收集有关灯泡工作状况的数据，并集合成大数据。如果因消费者的使用方式不当导致灯泡的发光效率不高，厂家就可以向他们提出改善使用方式的建议。厂家还可以在灯泡的性能变差、产生问题之前，提前联系消费者。诸如此类，厂家能够提供包括售后服务在内的更多附加价值。

即便在少子老龄化情况日益显著的日本，也需要将第四次工业革命的相关技术，如物联网、人工智能、大数据和机器人，运用到健康长寿社会的建立以及经济的发展中去。我们期待人工智能的分析能够提供必要的信息，而机器人和全自动无人驾驶技术能解决少子老龄化以及部分地区人口过稀的问题。同一时期，虚拟现实（VR）、增强现实（AR）、混合现实（MR）、第五代移动通信技术（5G）、区块链（分布式数据存储）、脑机接口（BMI）等全新技术革命也正在进行，见表 2 – 1。

表 2-1　第四次工业革命的相关技术

技术	说明
物联网（Internet of Things，IoT）	家电自不必说，汽车、服饰、建筑物等，身边各种各样的东西都能通过网络进行互连。物联网能够收集、分析各种数据，并将其联合起来
人工智能（Artificial Intelligence，AI）	人工智能是用计算机模仿人类大脑智力活动的软件。通过深度学习（Deep Learning），计算机能够自动地学习和处理信息。人工智能可用于识别图像、文章、语音等，具有预测事物、优化和自动处理信息等功能
大数据	为了找出有用的信息而大量积蓄的数据集合
机器人	涉及机器人工程学。不仅仅是机器人的设计、制造、控制，还指与机器人相关的全部科学研究。机器人可用于扩展人的运动和感知
虚拟现实（Virtual Reality，VR）	用电脑图形和动画制作的影像世界(虚拟现实)，一种给人以环境沉浸感的技术

（续）

技术	说明
增强现实（Augmented Reality，AR）	将虚拟世界、数字信息与现实世界融合的"增强"技术，通过投影使3D影像与现实的场景重叠
混合现实（Mixed Reality，MR）	用3D展示眼前空间的各种信息，可以允许多人从不同角度查看
第五代移动通信技术（5G）	继4G之后的新一代高速通信技术。不仅能做到超高速，还能实现多个连接以及超低的网络延迟
区块链（分布式数据存储）	全部参与人员通过互联网共享数据的记录本数据很难被篡改，并且方便验证
脑机接口（Brain-Machine Interface，BMI）	感知大脑传达的信息，驱动计算机和机器人运作，也称为BCI（Brain-Computer Interface）

　　受到技术革命的影响而发生变化的行业很多，农业、交通业、金融业、教育业，以及医疗业都不可避免地受其影响。因为通过物联网，不仅仅是人的行动数据和生命数据，连居住的环境也能作为电子数据存储起来。网络的发展使大容量信息的超高速收发得以实现，还能通过VR实现信息的三维共享。技术革命使得气味和触感的接收和发送也成为可能。通过与机器人协作，机器人辅助人类劳作，实现工作自动化。人工智能会为人类的思考和决定提供参考信息。机器人延伸了人类的能力，帮助人类超越极限。

第四次工业革命时代的"医疗 4.0"

笔者将日本未来可能会发生的、广义上的医疗进化称为"医疗 4.0"。20 世纪 60 年代为"医疗 1.0"时代，日本实行全民健康保险，由此奠定了现行医疗体制的基础。20 世纪 80 年代为"医疗 2.0"时代，随着老龄化的加剧，日本政府先后制定了《老人保健法》及《高龄者保健福祉推进十年战略》（又称"黄金计划"），这些都与现在的老年护理政策有密切的关联。近年来，随着互联网的普及，医疗领域出现了运用信息通信技术的电子病历等新的变革，从而迎来了"医疗 3.0"时代。未来，随着各种新科技的出现，社会将呈现欣欣向荣的景象，这就是"医疗 4.0"时代。

"医疗 4.0"有三大特征。一是"多面化"，即接触医疗的不仅仅局限于医疗机构；二是"个性化"，即为个人量身定制；三是"主体化"，即医疗的主体变为患者本人。比如，物联网设备可以收集人们的体温、活动量、血压、脉搏、血糖值、脑电波等生命数据，再以数字信息的方式呈现出来。如果人们通过遗传基因检查掌握了自己的遗传基因信息，就能了解诸如容易发胖等原因所在，了解可能的易患疾病。未来的检查也应该比现在更加便捷。譬如，过去如果不进行体检，采集组织检查癌细胞，就无法检测出癌症。而未来，只需要采集血液和尿液等液体，人们就可以知道身体有什么异常情况。这些资料都将纳入个人的健康信息以及大数据。

医生在临床中的作用是面对单独的个体，根据体检结果从海量数据中分析异常并提出适当的建议。同时，数据科学家能够对这些数据做出恰当的判断，这是不可或缺的。患者对自己的健康情况也很关心，但让他们自己来做决定是非常困难的，如果让他们在接受建议的同时又能与医疗专业人员联系和交流，那就太好了。基于大数据，医生将会提出适合患者个人的治疗方案，增加患者积极维护自身健康和接触医疗的机会。这也很好地诠释了日本医学会倡导的"自我关怀"的理念。

通过可穿戴设备进行健康管理

如今，为了收集生物数据，医疗界出现了各式各样可穿戴的物联网设备。这些设备可以用来测量体温、活动量、血压、脉搏。其产品包括美国苹果公司推出的智能手表"Apple Watch"和 Fitbit 公司推出的运动手环"Alta"，以及日本电信公司 Docomo Healthcare 推出的智能腕带"Moveband"等。

利用腕带型设备，人们不仅能取得生物数据，还能开发用于疾病研究的产品。东京慈惠会医科大学的高尾洋之医师开发的腕带型设备，主要用于中风的早期发现；而小林纪方医师创立的 Quadlytics 株式会社开发出的设备可以用于预知癫痫发作。放眼全球，还有收集生物数据用来预测妊娠的设备。

腕带型设备的主要问题是腕带需要一直缠绕在手臂上。包括笔者在内，对于平时不戴手表的人来说，很难 24 小时都将腕带戴在手腕上。为此，相关公司正在开发戴在耳朵等其他部位而不是戴在手腕上的设备。此外，研发人员也在研究往内衣、鞋子、眼镜等随身物品上附加传感器。

日本材料企业东丽开发的"Hitoe"以及东洋纺开发的"COCOMI"（心美）就是在内衣等服装上附加传感器的例子。这些产品所使用的材料可以有微弱的电流通过，只要穿在身上就能获取心跳次数等生物数据。它们被灵活地运用于检查劳动者的身体状况、照料卧床不起的老年人等。日本眼镜制造商睛姿（JINS）的 JINSMEME 是眼镜型设备的代表。他们将电位传感器嵌入眼镜的鼻翼部分，当被测者转动眼球或眨眼时，传感器就可以感知眼睛周围的微弱电位变化。通过眼球的转动以及眨眼时的数据，使用者可以掌握睡意、疲劳、集中度等情况。

除了这些获取生物信息的设备，物联网对放置于住所的家用电器也有调控作用。譬如，到了夏天，会有人中暑，然而如果改变居住环境，比如调节到合适的室温，就应该能够预防中暑。若是住处的空调从物联网设备获取人类的生物数据并自动做出调整，那么对于中暑，人们便能做到防患于未然。

这样说的话，也许会有人心生厌恶，觉得人类在被物联网管理着。其实，笔者也有一段时间这样想过。然而，拥有这种想法的人，他们也是智能手机不离身的。在智能手机开始出现的时候，也有人曾说"生活中，如果自己的居住场所被全球定位系统（GPS）监控着，这是无法想象的"，而现在随身携带手机，特别是智能手机已是理所当然之事。和选择是否使用手机的全球定位系统一样，通过物联网设备进行的健康数据管理，也要考虑到个人选择。

综上所述，我主要阐述了物联网设备的优点。不过，如何确保患者持续使用物联网设备，还存在着很多难题。目前，只有极少数人愿意把自己的生物数据可视化并提前掌握。用物联网设备来监测自己的健康状况，如果没有某种激励是无法持续下去的。

关于如何持续使用物联网设备，我来介绍一个将激励机制灵活运用于寿险的例子。东京海上日动安心生命保险公司推出了步行保险，该保险条例规定，购买步行保险的人出借腕带型设备，根据其走路步数的达成情况退还一部分保险费用。日本生命保险业界针对健康制定的其他措施也在进行着。例如第一生命保险公司规定，加入生命保险的时候若是附上自己的体检数据，就会降低保险费用。

游戏化指导健康

关于如何持续使用物联网设备方面，游戏化便是直接激励的做法之一。你玩过 2016 年风靡一时的《口袋妖怪 GO》这款掌上游戏吗？这款游戏的玩法是玩家使用智能手机全球定位系统的位置信息，抓住出现在街道中的口袋妖怪，与它们对战。为了寻找口袋妖怪，现实中玩家必须要去妖怪经常出没的地方，或是为了孵化口袋妖怪的蛋必须行走一定的距离。玩家在享受游戏的过程中也达到了运动的目的。

像这样，将让人愉快、着迷的游戏机制和思考方式应用到游戏以外的领域被称为游戏化。例如，御茶水心脏血管内科医院（东京都千代田区）的五十岚健祐医师开发了一款名为"御茶水内科在线"的手机应用程序，它拥有类似于积分卡的功能。在"御茶水内科在线"中，若是一个月内日行万步的天数超过十天，就能得到积分。积分可以用来兑换原创的马克杯和靠垫。这正是通过游戏化，在娱乐人们的同时指导健康的例子。顺便一提，据说在御茶水心脏血管内科医院，可用积分兑换的商品中，最受欢迎的是"金色诊疗券"。实施保险诊疗的医疗机构，除了要遵守医疗法，还必须遵守"疗养担当规则"，不能用积分来支付医疗费用。因此，若是说到优点，患者可以向接待处的人炫耀"自己在好好走路，并注意健康"。但是，我认为其最受欢迎的原因是它暗示着人们认可这个奖励设计。

也有医生越过了游戏化，直接开发出了能指导健康的游戏。日本大便学会的石井洋介医师，为了能尽早发现大肠癌等疾病，制作了手机游戏《便娘收藏》。这是一款战斗游戏，内容是拟人化的大肠杆菌与敌人战斗。为了有力地推进游戏进度，在一般的手机游戏中，会存在"氪金"，即支付金钱购买强有力的道具和卡牌。而《便娘收藏》不需要"氪金"，只要报告每日排便的情况，就可以得到有利于推进游戏进度的道具等。想在游戏中战胜敌人通关的人，会登记自己的排便情况和便便的形状。若是有大便异常，玩家就会收到就诊劝告等警告。

人们知道从血便等排便情况和大便的形状变化中，能尽早发现以大肠癌为首的消化道疾病。不过，在《便娘收藏》游戏中，人们上传排便报告的动机，不仅出于对自身健康的考虑，也是为了游戏通关。

纠正医疗信息的不对称性

像这样，为了传播医疗知识，向那些迄今为止与医疗接触较少的人传递信息，堀江贵文等人参与规划了一个项目。笔者也加入了与项目成立有关的预防医疗普及协会。该项目包括为了早期发现胃癌的"pi"，以及为了早期发现大肠癌的"pu"两项。"pi"项目的首要目的是让人们了解自己体内是否存在导致胃癌的幽门螺杆菌，呼吁人们进行幽门螺杆菌的检查。对于为了预防胃癌而进行幽门螺杆菌的检查和除菌，人们持有赞成和反对两种意见。不过，笔者认为这在"让人们思考幽门螺杆菌阳性的时候该如何应对"这一点上是有用的。

不仅仅局限于幽门螺杆菌问题，患者在充分了解治疗方案存在的优点和缺点之后，能够选择治疗方案这一点今后会更加重要。学习过医学的医生所拥有的信息量与未学习过医学的非医疗人员所拥有的信息量之间存在差距，这种状态被称为"信息不对称"，这是我们要尽可能解决的问题之一。

但是，让非医疗人员能够像医生一样，了解许多疾病的特征，要诊断疾病，选择合适的治疗方案，这件事是不容易的。毕竟医生要在医学部进行6年的学习。不仅如此，成为医生后，他们也会通过诊疗和诊断以及选择治疗方法的方式不断进行自主修炼。他们拥有的经验无法用语言来描述。例如，笔者离开临床医疗一线并前往厚生劳动省工作的10年里也在不断学习，观看那些擅长手术的医生的手术视频，向日本各地的医疗机构咨询，观摩实际的手术过程。要知道，无论怎样拼命学习，那些刚从医学系毕业的新医生和拥有30年临床经验的老医生，在知识和经验上都存在差距。即使观摩了手术，根据个人熟练程度的不同，理解程度也有所不同。

而这些问题，通过人工智能记录下那些资历丰富的医生的经验，有望得到解决。若是能客观地将经验丰富的医生的动作和治疗选择作为电子数据收集起来，就能将"匠心"准确地传递给后人。入行第一年的医生也可能同经验丰富的医生一样，提供高质量的医疗服务。

这便是如今在医疗领域，人们所考虑的主要方面：如何有效利用人工智能。2017年6月，在厚生劳动省汇总的"保健医疗领域推进人工智能应用座谈会"的报告书中，列举了应该推进人工智能应用的六大重点领域。较早实现实用化的领域有染色体医疗、辅助图像诊断、辅助诊断治疗、药品研发；需要分阶段实现实用化的领域有护理和认知障碍以及手术支援。

通过染色体医疗能够看到个体

较早实现实用化的领域中的染色体医疗，利用了生命设计图——染色体组（全部遗传信息）。染色体医疗技术在向前发展，它通过在基因解析中使用可以快速核查遗传因子碱基排列顺序的第二代测序技术，能够一次性核查 100 多种与癌症有关的遗传基因，掌握未来有可能出现的疾病，预测药物的有效性和副作用。人工智能可以对每个解析基因组的结果进行分析，并有效应用到日常诊疗中。通过对遗传因子的解析，我们已经知道从个体差异到体质差异的原因。2013 年，美国女演员安吉丽娜·朱莉的行为引起了很大的议论。她为了预防乳腺癌，做了双侧乳腺切除手术。她通过基因检测确定自己携带乳腺癌致病风险因子 BRCA 基因，其变异得到了相关人士的确认。预测今后可能发生的疾病，在发病前做出处理，这是医疗的一种新形式，被称为"精准医疗"。说到底，"今后可能患上的疾病"是一种风险，是基于现行研究而推断出来的，不能说确定会患上。此外，发表出来的现有研究成果，大多数记载的是白种人的数据，有的不能直接套用到黄种人身上。即使检测到个人基因信息发生变异，也有很多情况下是不知道它与疾病之间有什么关联的。若是今后的研究进一步发展，我们掌握的信息变多，那么精准医疗就会有所进展。

另外，基因编辑技术也成为可能。这样一来，基因组的异常大致都可以通过精确定位来修复，对于不必要的遗传基因也可以破坏掉。例如，现在的 CRISPR-Cas 技术成为基因编辑工具的主流。CRISPR-Cas 技术瞄准目标遗传基因的精准度很高。然而，即便如此，该技术的安全性尚未得到保障，存在风险，有可能会切断目标之外的相似基因序列，改变目标以外的遗传因子。因此，Edi-gene 公司正在自主开发安全性很高的基因编辑技术，该技术不会切断遗传因子。在开发新技术方面，基因编辑技术领域是目前竞争日趋激烈的领域之一。

通过人工智能进行图像诊断，首先要建立数据库

接下来就是辅助图像诊断。众所周知，日本的 CT（电子计算机断层扫描）、MRI（磁共振成像）等医疗器械的数量比其他国家都要多。但是，其图像却尚未被收集起来作为医疗机构的数据。因此，日本有必要主动收集放射线、病理、内窥镜、眼底照片等高质量图像数据，制作图像数据库，并且利用电脑对此进行深度学习，制作出疾病预测的软件，以此辅助图像诊断。比如，在 CT、MRI 等的医疗图像方面，自主开发人工智能技术的 Edi-gene 公司正致力于从保存在图像传感器上的医疗图像中检查出异常部位，以此来辅助医生的诊疗。该公司还宣布与富士胶片公司辅助图像诊断的人工智能技术"REiLI"展开合作。在辅助病理图像诊断方面，以产业技术

综合研究所（产综研）为首的多家机构正在开发病理图像诊断软件。在内窥镜方面，日本国立癌症研究中心同NEC（日本电气股份有限公司）正在开发一套系统，让内窥镜检查能及时检测出大肠癌以及癌前病变（大肠肿瘤性黏膜）。AI Medical Service公司也正在开发能从大肠和胃的内窥镜图像中检测出癌症的软件。

关于肉眼可见的皮肤疾病方面，日本京瓷公司和日本筑波大学也宣布，将通过观察皮肤的图像、列出可能患有皮肤疾病的种类来辅助诊断。此外，还有很多日本企业也在进行相关的研发。人工智能正被灵活应用于全世界的皮肤科领域。比如，2017年1月《自然》杂志刊载了这样一段话："在诊断恶性黑色素瘤的过程中，人工智能的自动诊断有着和皮肤科医生相同的精确度。"

在笔者专攻的眼科领域，世界各地都在积极开发自动诊断眼底图像的相关产品。2018年4月，美国食品药品监督管理局（FDA）承认某软件作为医疗器械的合法性。该软件可以从眼底图像中自动诊断出糖尿病视网膜病变，医生只要把眼底图像上传到云端，软件就能自动诊断。不得不说日本在图像诊断方面起步虽晚，但是日本眼科学会和各医疗机构正在收集图像数据来丰富数据库，绝不是无所作为。日本医疗界希望在数据库中灵活应用人工智能技术，进一步辅助眼科医生诊断。由于眼压的色调与肤色一样会因人种的不同而存在差异，而欧美国家的图像数据中黄种人特有的图像数据较少，所以如果能开发出针对黄种人的相关软件，那么算是对亚洲的眼科医疗做出很大贡献。

人工智能问诊减轻医生业务负担

在辅助诊断治疗领域，由于患者检查项目、需要医生判断的医疗信息增多，为解决医生分布地区、诊疗科室以及诊断罕见病例的医生分布不均等问题，很多公司正在推进问诊和常规检查的人工智能技术。举个具有代表性的例子，日本自治医科大学使用由美国 IBM 公司研发的"沃森"机器人，开发了综合诊疗支援系统"怀特·杰克"。该系统可以通过分析患者输入的内容或问诊信息，列举出患病部位发病率较高的疾病名称、患病的概率、为明确鉴别疾病种类所需的检查项目、过去被诊断有相同疾病患者所开处方的药物名称等。除了预诊和问诊信息，日本自治医科大学还尝试通过输入患者面部及身体特征、患者与医生的对话等信息，进一步提高诊断效率。

这种系统不仅可以减少将问诊项目填入病历卡的工作量，还有可能保证所有医生的诊疗具有一定的可靠性。另外，医生也能对疾病做出判断，确定是否有必要将患者转诊给专病医生。若能显示处方药信息，系统会针对列举的备选疾病推荐药剂名称，同时，系统还会自动检查该药品是否能与患者正在服用的药品一起使用或是否有禁忌，从而进一步提高用药的安全性。

同样，在这个领域进行不断摸索尝试的还有阿部吉伦先生创建的 Ubie 株式会社，这是一家为了开发人工智能问诊、预测疾病软件"Ubie"而创立的创新企业。Ubie 通过自身的算法，概括软件上已被选择的问诊结果内容，并将其呈现于病历卡上。目前日本已经有部分医疗机构开始使用该软件，报告显示，该软件的使用有利于缩小医生的工作范围，可以有效地节约他们的工作时间。以前，电子病历仅仅是手写病历卡的电子化版本，在不久的将来，通过使用人工智能问诊，医生有可能缩短填写病历卡的业务时间。

从医疗机构到家庭的问诊场所变化

详细介绍一下有关问诊的具体情况。现在人们普遍都是先去医疗机构，再进行预检分诊和问诊，但并不是说只能在医疗机构输入问诊所需的相关信息。目前也有很多医疗机构的网站上有 PDF 格式的问诊表，推荐病人提前填写。这种问诊表在今后会不会被对话型软件代替将是一个课题。以吉永和贵所在的 Flixy 株式会社为例，他们正在开发使用 LINE⊖并以对话形式在诊前进行问诊的"melp 网络问诊"系统。Medical Logue公司也在开发面向医疗机构的软件"pre put"，患者可以通过问答的方式来填写问诊内容。

⊖ LINE 是在日本常用的一款即时通信软件。——译者注

　　将来平板电脑及对话形式的问诊也会被人工智能语音代替。经常去医疗机构看病的高龄患者中，也有人并不习惯在手机、平板电脑上打字，所以笔者认为语音输入将会大受欢迎。随着时代的进一步发展，患者在就诊之前可以对着家中的人工智能语音描述现在的症状，在医院接受诊断时能直接显示在病历卡中。另外，如果配合使用之前提到的物联网收集日常生活的数据，医院还能了解到患者的体温、行动、饮食情况等各种信息。以人工智能语音进行提前问诊以及物联网设备所提供的生物数据、居住环境等信息为基础，未来医疗机构将可以提供最适合每个患者的个性化医疗服务。现在，也有很多人投身于人工智能语音产品的研发与利用。

人工智能助力自我保健

　　如果人们在家中就可以通过人工智能语音描述个人症状，并且这一现象能够普及，那么面向患者的个性化服务必将出现。比如，针对患者当前的症状，人工智能可以给患者提出建议和方案，如目前是否需要去医疗机构就诊，或者如果要服用药物，药店的哪种药物更合适等。现在人们如果感冒了，一般会选择去药店向药剂师描述自己的症状，让药剂师为自己选择非处方药，但今后药剂师的这一作用将可能被人工智能所取代。

　　人工智能将帮助每个人进行自我保健。目前不少公司都在研发远程医疗咨询系统。比如，真锅步先生与其他人合伙创立

的 Mediplat 株式会社研发了"First Call"，桥本直也先生创设的
Kids Public 株式会社开发了"儿科在线"咨询服务，Medical
Note 株式会社研发了"Medical Note 医疗咨询"，AGREE 株式会
社研发了"LEBER"，等等。那些正在为自身健康状况所苦恼
的人，可以通过对话或视频通话的形式与医生或医护人员取得
联系，使医生或者医护人员能够通过他们描述的状况告诉他们
当下应该做什么，从而帮助咨询者更好地做出判断。医疗咨询
中出现频率较高的问题及回答将作为大数据信息储存下来，以
便将来使用人工智能自动解答。

现在越来越多的日本企业将健康医疗咨询服务作为一种社
会福利引入企业内部。此前，日本企业里的福利服务中的健康
咨询形式大多以电话咨询为主："如果您有任何疑问或问题，
请随时联系我们，我们将 24 小时提供服务。"但是考虑到现实
中的某些状况，比如皮肤出现某些病变等情况时，实际观察比
口头描述更快捷、准确，所以现在打电话的形式也在逐渐被视
频通话所替代。

除了医生之外，其他医疗工作者也提供专业医疗咨询服
务。例如，提供心理咨询服务的 HIKARI Lab 株式会社的
"CocoloWorks"，以及 Cotree 株式会社的"Cotree"，这些机构
均由临床心理咨询师提供咨询服务。妇产科医生柴田绫子创建
的"Lacco 怀孕咨询室"中，会有 LINE 客服自动作答，使用
者可以轻松地咨询妊娠或性感染等问题。另外，以白冈亮平为
代表的 Medical Fitness Laboratory 株式会社研发了软件

"Ask365"，在该软件中除了有护士，还有营养师、理疗师等很多医疗工作者，这些人可为患者提供专业的医疗咨询服务。

人工智能加快新药研发步伐

在药品研发中，将人工智能融入新药研发有望缩短研发时间，降低研发成本。此前，新药研发过程一直是依次组合各种候选化合物，经过初步筛选和随后的逐级备选药物优化后，最后可能只有一种被选出来做成药物。这个过程可谓是大海捞针。所以，新药研发需要耗费大量的时间和巨额费用，药品开发很难收回与投资相对等的金钱收益，难以有所进展也是现实。但是如果使用人工智能技术的话，在药物开发中，人们就能从大数据中预测到化合物支链发生变化时产生的效果和副作用，并锁定能成为备选新药物的化合物。也正是由于这种需要，制药企业也陆续加入数字健康领域，但是目前依然存在一些难题，比如缺少开发人工智能的技术人员，当然也不是只有保健医疗领域的人工智能技术开发人员不足。首先，在人工智能新药开发领域中，拥有人工智能研发者的信息技术企业与制药企业的适配需求在不断提高。在使用人工智能的新药开发领域，盐野义制药株式会社、旭化成制药株式会社开始与日本移动游戏和通信巨头 DeNA 展开跨界合作，同时与田边三菱制药株式会社和日立制作所开始项目合作。另外，由理化学研究所、京都大学、信息技术企业等 90 个机构组成的"Life Intelligence Consortium"（LINC）也在推进专为制药使用的人工智能系统的开发，武田药品工业株式会社、田边三菱制药株式会社、盐野义制药株式会社等都参加了。

利用人工智能制订护理计划，指导人性照护法

在护理和阿尔茨海默病的相关领域，人们期望通过使用人工智能帮助老年人独立生活，减轻看护人员的负担。比如，在护理方面，CDI 株式会社正在着手研究使用人工智能制订护理计划（由照顾管理专员制订，用于促进老年人自立的看护计划），并且在开发一种医疗服务，使人工智能获取 10000 例看护理险数据，只要输入使用者的介护[⊖]度等必填项目，就会显示护理计划的草案。目前，WELMO 株式会社也在开发人工智能产品，该产品是帮助制订护理计划的辅助系统，能够帮助照顾管理专员更加准确地告诉使用者为什么需要进行该项治疗，附近医疗服务状况如何，大概需要多少预算等问题。东京创新企业正在开发"Coaching AI"，它能够帮助护理人员学习认知症护理技巧之一的人性照护法。该公司将护理的情形拍摄下来，用人工智能分析"凝视、对话、抚摸、站立"这四个要素，并研究如何把这些要素付诸实践，才不会使老年人抗拒

⊖ 介护一词源于日语，解释为对老年人、病人进行的日常生活上的照护。在中国，一般称"护理"。——译者注

护理。

在认知症方面，日本 Tech-Systems 株式会社向医疗机构提供 "D-cloud Pro" 服务，作为实施认知机能检查以及支援观察过程的系统；向各地方自治体政府和药店提供 "D-cloud Navi" 服务，作为实施轻度认知机能检查以及支援观察过程的系统。该系统将轻度认知机能障碍以及认知症的检查结果和观察过程的诸多信息数据化，不仅能检查现在的认知状态，还能预测今后的发展状况。除了能对发展状况进行预测，该系统还能根据用药情况等预测病情的变化情况，从而帮助判断治疗效果。

人工智能支援手术，改善患者生命预后

在人工智能支援手术的领域中，我们能想到的有支援麻醉医生的人工智能麻醉支援程序，或者自动手术支援机器人。在人工智能麻醉支援程序中，通过结合手术时的数据及恢复过程中、出现并发症等病愈时期的数据，人工智能能掌握其中的规律，从而帮助医生选择可以避免并发症或成功率较高的手术，这个在改善患者术后恢复过程中发挥的作用令人期待。手术时医生的选择与决定是隐性知识，若将其变为客观的数据，或是预测到手术中患者病况突变，会立刻发出警报等，都能帮助麻醉医生。

在国外，美国强生已经制造出了内置算法的麻醉机器人

"Sedasys"，该机器人可以代替麻醉医生，在手术或检查时监控患者状态，投放适量麻醉药"丙泊酚注射液"。在日本，现有麻醉医生人手不足，通常由一名麻醉医师负责多名患者的麻醉。如果该人工智能麻醉机器人支援计划能使每位麻醉医生负责更多的患者，苦于麻醉医生人手不足的公立医院极有可能率先引入该机器人。

关于自动手术支援机器人，日本已经出现由外科医生操作的机器人，并已投入使用，如达芬奇机器人辅助外科手术系统。另外，通过应用深度学习使机器人识别术野图像，还有可能提高其手术相关运动机能的熟练度，甚至实现自动化操作。

在深度学习的状态下，只要有在一定视野下拍摄的视频数据，机器人就会继续学习。因此，相比开腹手术，这些使用手术支援机器人或显微镜的手术将率先走向自动化。

线上诊疗正走进现实

目前，日本已经开始了线上诊疗（远程诊疗）。通过实时视频通话，就能像在医疗机构接受医生诊断一样，将在网上就诊变为可能。将穿戴式测压计所测量的血压、脉搏以及步数等信息告诉医生，也可以接受诊断。此前，有些病必须到医疗机构才能得到诊治，现在通过患者的手机或电脑也可以诊断。

有关实时视频通信，2018 年 3 月日本制定的《有关线上诊疗的实施办法》中明确规定，由于线上诊疗掌握患者的个人信息，必须使用有安全保障的通信手段。为了可以轻松使用有安全保障的实时视频通信，目前日本已经有十多家公司面向医疗机构开发线上诊疗用的视频通信系统。其中大部分视频通话都是为了预约诊疗或直接诊察，甚至还开展在线支付诊疗费用、支持配送药品等服务。现在 MRT 株式公社的"pocket doctor"（口袋医生）、MEDLEY 株式会社的"CLINICS"（诊所）、原圣吾先生创建的信息医疗公司开发的"curon"、Integrity-Healthcare 株式会社的"YaDoc"等层出不穷，日本目前已经有 2000 多家医疗机构引入该服务。日本大约有 10 万家诊所，从这个数字来看，引入该服务的只占全体诊所的 2%，预计今后引入该服务的机构将不断增多。

线上诊疗对无法去医院就诊的患者以及由于缺乏自觉症状而中断治疗的糖尿病、高血压等生活习惯病患者十分有用。由于在医疗机构看病等候时间长，而接受诊治的时间相对较短，患者持续进行治疗的动力会降低，但如果是线上诊疗，在医疗机构就诊就变得更加容易，这种放弃治疗的现象应该也会随之减少。另外，有些地方没有医疗机构，或者没有某疾病的专病医生，如果能在线上接受专病医生的诊治，还可以有效解决医疗质量的地域差异问题。而且，线上诊疗也会减轻长距离移动带给医疗工作者的负担。因此，线上诊疗无论对患者还是对医疗工作者都有利，应该予以推广。

但是在医疗前线推广线上诊疗也存在一些问题。第一个是工具问题。由于线上诊疗必然要使用电脑或手机，可想而知，这将给高龄患者带来不便，同时将成为这一技术进入医疗机构的一大障碍。医生是一个即使高龄仍然有很多人选择继续工作的职业，即使是72岁的高龄，仍然有一半人坚守岗位。通常越是高龄人，越不经常使用手机或电脑，也难以产生使用的欲望。所以，在很多高龄医生开的诊所引入以手机或电脑为主体的线上诊疗系统难上加难。

第二个问题是，医疗的一线工作长期处于忙碌状态。医疗机构通常不喜欢变化，这是一大难题。特别是当业务流程发生变化时，这种倾向更加明显。医疗机构长期处于忙碌的状态，没有能够应对变化的余地，国家还在要求医疗机构改善工作方式。

第三个问题是有关成本花费的。根据现在日本的保险诊疗（注：适用于健康保险等公共医疗保险的诊疗）制度，相比以往直接与医生面对面诊疗，进行线上诊疗的诊疗报酬（保险点数，支付给医疗行为的价钱）较低。由于在线上诊断中也并没有省略当面诊疗时所需的对话交流及情况确认，所以二者的诊断时间也相差无几。虽然时间上并没有什么差别，但是事实上医疗机构的营业额却下降了。这个问题也导致一些医疗机构决定放弃引入线上诊疗系统。

保险诊疗和自费诊疗都可以通过线上诊疗进行。但是，2018年4月日本由于医疗费用的调整，规定一些疾病可以使用保险诊疗进行线上诊疗。比如，在保险诊疗中，糖尿病、高血压等慢性疾病都可以线上诊疗，但是眼科、耳鼻科、泌尿外科、整形科等无法使用保险诊疗接受线上诊疗。笔者认为，为使患者更容易接受治疗，线上诊疗应该允许被广泛用于各种疾病。

线上诊疗在 2018 年 4 月作为保险诊疗的诊疗项目，终于达到被人们接受的阶段。目前，线上诊疗依然面临诸多问题，制度上也有不完善的地方，日本应进一步加快技术革新以及制度改革。笔者认为，到 2030 年，线上诊疗一定会成为一种常见的诊疗方式供大众选择。当然，也不是说线下面对面诊疗会就此消失，如果医生可以提供与线下面对面诊疗质量相同的线上诊疗，将进一步推动线上诊疗的发展。

后 5G 时代的线上诊疗

我之所以期待后 5G 时代的线上诊疗，是因为 5G 时代即将到来。5G 由 4G 发展而来，其特征是"大容量、低延迟、高速通信"，通信速度是目前 4G 速度的 100 倍。5G 的通信容量达到每平方千米可同时连接 100 万台设备，而 4G 是 10 万台，所以 5G 的通信容量是 4G 的 10 倍，而且不会产生滞后时间。此前，大家会感受到线上诊疗或在线会议中即使使用 4G 通信，依然会有延迟或中断现象，十分不便。而在 5G 网络环境中，这一点将会有所改善，通信将更加流畅，视频通话也可以在高清晰的画质下进行。

5G环境下，医疗业界以外的行业也会增加使用线上会议的频次，在线对话进一步发展也是理所当然。在日本的城区，由于电车满员或交通堵塞，人们上下班非常辛苦。在5G环境下，即使不直接见面，通过画面就能感受到对方在自己眼前，那么规定必须到场召开的会议也应该会有所减少。这与日本推动的劳动改革中的远程工作也有关联，所以未来一定会朝这个方向发展。在其他行上，如果线上会议十分普及的话，医疗机构中也会慢慢使用。我期待线上诊疗能够顺应5G潮流，迅速发展。

5G让现在难以实现的远距离触诊成为可能。代替人类触感的技术正在慢慢投入使用。例如，已经上市的结合了画像与触觉的产品"触觉体验戳戳粪便"，旨在减轻医护人员在真正护理时对患者粪便产生的抵触感。"Geomagic Touch"力反馈设备能够再现触摸物体时的感受，将该设备戴在手指上，粪便会展示于画面中，使手指动作与画面一致就可以让人产生对粪便的触感，使模拟性触摸粪便成为可能。该技术将不断进步，再结合5G高速、大容量、低延迟的通信技术，那么无论距离多远，都可以输送视觉、听觉以及触觉信息。如果连嗅觉也可以输送，那就真的可以像瞬间移动般开展疾病的治疗和判断了。

5G 来临助推未来医疗的到来

如果能传达如此细微的感觉，那么远距离手术也并非不可能。刚刚提到的达芬奇机器人辅助外科手术系统，是一种内窥镜手术支援机器人，2009 年日本批准该机器人作为医疗器械用于手术，将内窥镜和治疗用具插入患者身上一厘米左右的微创伤口，进行手术。操控室在手术室之外，通过线路连接内部，医生在操控室观察内窥镜拍摄的画面并操作手中的手柄，手指的动作便会传达到手术室的机械臂上。该机器可以设定若执刀医生将手柄移动五毫米，那么实际术野中手术刀只会移动一毫米，还能够防止手部颤抖。相比人工手术，使用该机器进行精细而准确的手术更加受人青睐，目前正在医疗前线投入使用。如果操控室里的医生与机械臂的动作产生时间差会十分危险。现在是用线路连接医生与机械臂，到了 5G 时代可能就不需要直接连接了。如此一来，也没有必要在手术室附近进行操作。比如，一些擅长做手术的医生，可以在自己家中布置一间手术室，到了约定的时间，就在东京的手术室中为北海道的患者进行手术，结束之后再给冲绳的病人操刀，这也不是不可能的。这样一来，医生们可以减少交通耗费的时间，而省下来的时间可以用来救更多的患者或栽培后人。在线手术过程中，万一发生通信故障，传达了不同于操作室下达的动作指令，手术支援机器人中内置的人工智能便可识别出不正当举动，加以操纵以防酿成大祸，像这样使人工智能成为最后的保障也是必要的。

如果 5G 时代到来，不会产生滞后时间，可想而知，"下载"这种行为也将逐渐消失。之所以这么说，是因为现在一边用流量加载一边使用软件或观看视频，会由于信号不好而中断或加载缓慢，而下载则是为解决此种问题应运而生的。若 5G 的通信容量变大，不通过下载，仅凭实时流量通信就能完成所有指令。最终，用客户端上传软件的现象也会锐减。比如，由于通信原因会产生滞后时间，想要流畅地操作智能手机中的游戏软件，就需要提前下载，到了 5G 时代就可以不必提前下载到手机上。5G 带给医疗领域的好处就是可以减少上传的麻烦。正如词汇"人工智能搭载医疗器械"的字面意思一样，以后可以将人工智能软件安装于医疗器械上使用。虽然有关到底是将软件设计为已完成学习型还是启动后继续学习型尚有争论，但未来软件终将搭载于医疗器械上。如此一来，当有准确度更高的人工智能图像诊断软件上市时，人们还必须将其上传到每一台医疗机器中，这种做法在今后或许也会发生改变。

灵活运用 VR、AR 开展医疗服务

VR 和 AR 被认为是改变了交流方式的技术，也可以用于医学教育、治疗、手术支援等医疗领域。在医学教育方面，人

们可以通过 VR 体验疾病。比如，经营养老设施的 Sliverwood 株式会社提供的"VR 认知症"服务，能够通过 VR 让人们体验到认知症的主要症状，该株式会社正在设计有关症状的具体内容。Janssen Pharma 株式会社正在开发可以模拟体验精神分裂症幻听的具体症状的技术。无论是哪项服务，它们的着眼点都在于可以让人亲身体验患有该疾病时的症状。东京大学正在研究探索使用 VR 进行治疗的方法，当前的研究课题是如何减轻已失去手、脚却仍伴有手脚疼痛感的幻肢痛症状。也就是说，通过 VR 复原已经失去的手臂，让病人感到自己在不断活动手部，来减轻难以医治的幻肢痛。该治疗方法来自一项研究结果。该研究显示，患有幻肢痛的病人虽然失去手臂，但越是认为自己可以活动手部，则感受到的疼痛越微弱。另外以原正彦先生为代表的 mediVR 公司正在提供使用 VR 技术的康复治疗手段。使用者戴上护目镜坐在椅子上，就会看到从 VR 空间上方掉下的砖块。让使用者伸出手抓住在眼前即将掉落的砖块，旨在通过这种锻炼方法起到康复训练的作用。此前的康复训练只能下达"把手伸到这个地方"等定性要求，而使用了 VR 的康复训练可以通过编程让病人进行定量训练，这是具有划时代意义的。

在利用 VR 支援手术方面，HoloEyes 公司研发了"HoloEyesXR"系统。如果将患者个人的 CT 图像上传到网站上，该系统就会自动生成用于 VR/MR 的软件。VR/MR 可以立体再现内脏器官，已经成为帮助医生的手术支援工具。医生们可以在术前制订手术计划，或是在手术中一边观察立体内脏器官，一边进行交流。

机器人在手术和看护领域发挥重要作用

手术支援机器人领域也在不断取得突破。目前在医疗领域中使用的机器人主要分为手术支援机器人和看护支援机器人。在手术支援机器人中最有名的就是刚刚提到的内窥镜手术支援机器人达芬奇。此外还有 Riverfield 株式会社的"EMARO"（Endoscope Manipulator Robot）。执刀医生将方向感应器戴在头部，通过移动头部来操作内窥镜方向，将术野画面调节到自己希望看到的地方，这样手术会更加高效。这种机器人尤其有利于促进外科医疗前线的人员高效化。在外科的内窥镜手术中，有医生专门负责将镜头转移到执刀医生想看的地方。执刀医生的两只手被占用，将持镜臂作为医生的手参与手术，如果执刀医生能够自己操作内窥镜并将其调节至自己想看的画面，那么负责调节内窥镜的医生就可以做别的工作。现在一些最早熟悉内窥镜手术的医生将开始在手术中使用持镜臂调节镜头至最佳术野，以后机器人也有可能自动对焦。不同医生的熟练度不同，手术效果也可能会不一样，但是使用机器人就有可能消除这些差距，为社会提供更加优质的医疗服务。

看护领域中的机器人

在日本出台的《看护中使用机器人技术的重点领域》中已经明确指出,在看护支援机器人中,厚生劳动省和经济产业省最希望优先开发并普及的机器人分别是以下六种类型:①挪动支援;②移动支援;③排泄支援;④对认知症患者的看护;⑤洗澡支援;⑥看护业务支援。

挪动支援是指将患者从病床等地方转移到其他地方时提供帮助的装置,分为穿戴型挪动装置及非穿戴型挪动装置。穿戴型挪动装置给病人以力量帮助,如 Cyberdyne 株式会社的 HAL 腰间看护支援用装置,以及 Innophys 株式会社的"Muscle Suit"等。在抱起患者时,病床等会移动以帮助完成该动作,这种装置属于非穿戴型挪动装置。移动支援是指帮助患者走路的装置,也分为穿戴型移动装置和非穿戴型移动装置两种。穿戴型移动装置有 Cyberdyne 株式会社的 HAL 福祉用下肢型装置,还有今仙技术研究所的"ACSIVE"装置。助行架属于非穿戴型移动装置,比如有 RT. works 株式会社的"Robot Assistant Walker"。排泄支持装置主要通过超声波测算膀胱大小并预测排尿时间,在相应的时间点诱导病人如厕,如 Triple W 株式会社推出的"DFree"装置。为看护认知症患者,一些机器人还能与老年人进行交流,如富士软件公司的"PALRO"、NTT 东日本的"Sota"、Oly 研究所的"Orihime"、软银的"Pepper"等。

在看护设施中，陆续出现一些看守支援机器人，其上面装有检测摔倒的感知器。八乐梦正研发有"睡眠扫描"功能的护理用床，将感知器放于床垫下，就能测量病人翻身、呼吸及心跳数。另外，还有确认老年人是否定时服药的用药支援机器人等。在护理领域，各种机器人层出不穷。现在机器人的用途趋于细化发展，但笔者认为将来一个机器人可以具备多项功能。比如看守型机器人可以通过传感器测量病人的体温和脉搏，与老年人交谈时获取其说话方式及反应速度、声音等信息，这些有利于提早发现老年人是否患上认知症。再比如，装有人工智能语音的机器能概括老年人平时说话时的症状，将其发送给上门看病的医生，又或者是直接联系医生，以便让患者在家中接受治疗。机器人将成为连接医生与患者的接口。笔者认为，现在由护理人员进行人为监护的领域，慢慢地也将有机器人提供帮助。

医疗器械延伸或扩展人类能力

笔者认为，今后机器人和人类之间的界限也将消失。毕竟现在，一些视力低下的人通过戴上眼镜这种医疗器械，和视力正常的人一样过着正常的生活。隐形眼镜也是一种医疗器械，与眼镜不同的是，隐形眼镜通过戴入眼中改善视力。那是不是也可以说，人类通过使用眼镜、隐形眼镜等医疗器械，改善了视力呢？人工晶体植入术就是更高级的融合形态，植入眼中的是专为近视或散光患者量身定制的人工晶状体。现在只有一些单焦点的人工晶状体，但将来的晶状体可能会有多个焦点，甚至还会出现能像原生晶状体一样在看近处和远处时调节自如的人工晶状体。可卸隐形眼镜也在不断进化，近年来有人研究在"智能隐形眼镜"中加入改善视力以外的其他功能。例如，通过测量眼泪中葡萄糖的浓度来推测血糖值；装入摄像头一眨眼就可以拍照、调整亮度、自动聚焦等。在日本开发智能隐形眼镜基础技术的就是 Universal View 株式会社，该株式会社正在尝试利用眼泪推测血糖值，通过毛细血管测量血压，使用装于隐形眼镜中的无线镜头进行监测。

　　眼睛作为 AR 机器的窗口发挥着至关重要的作用。AR 是指在实际可见景色中加上模拟仿真后的虚拟信息，为现实世界附加信息。能够体验 AR 的设备除了手机软件，还有眼镜型装置"AR 眼镜"。AR 眼镜中最具代表性的就是美国微软的"HoloLens"。在日本，除了索尼发售的 AR 眼镜产品"SmartEyeglass SED-E1"，还有其他的先进眼镜设备，如日本激光半导体厂商 QD Laser 的视网膜投影 AR 眼镜"RETISSA"，该眼镜将小型相机拍摄的画面用激光直接投影在视网膜上，即使是眼角膜受到损伤、戴眼镜也无法改善视力的高度近视者也可以使用。另外，OTON GLASS 株式会社研发的眼镜型设备"OTON GLASS"是专为识字困难的人制作的产品，有通过眼镜读取眼前文字的功能。眼睛与器械结合，不仅能改善视力，以后这一领域也会有更多突破。VR、AR 等领域今后定将取得飞速发展。

除眼睛以外，人们还通过机器人扩展其他方面的能力。例如，相比不需要用假肢的人，由于事故或天生缺失四肢的人，甚至可以通过戴上假肢获得更多能力。另外，人类无法无限地对事物进行储存和记忆，但是现在，记忆可以储存在电脑里，知识也可以从手机上随时获取。今后，机器不仅可以对人类的能力进行补足，甚至可以在越来越多的场合发挥更大的作用。

远程医疗使医生相互联络

如果能将每个医生的智慧和技能数据化并存储下来，就会进一步促使医生之间分享知识、智慧和技能。比如，一名不是皮肤科专家的医生在病人家中治疗时，发现患者患有皮疹，该医生自知对皮肤病的知识积累还不够，就会和其他皮肤科医生沟通相关状况，并听取意见进行治疗，这对患者来说也是好事。同理，这种联络方式在其他科也适用。医疗知识的体量过于庞大，仅仅了解其中一门也很不容易。所以，能与其他医生共享所需的知识，意义重大。

目前，医生之间会相互咨询放射科、影像科、病理科的患者检查结果。如果通过前述的 5G 技术或 VR 能够直接传达眼前的状况，那么远程医疗 D to D（Doctor to Doctor，医生对医生）将被更广泛地投入使用。致力于研发帮助医生间联络的软件的还有 ExMedio 株式会社的物部真一郎先生。该株式会社提供的软件"Bibgraph"细化到皮肤科和眼科，能对医生在日常诊疗中感到困惑的症状提供皮肤科、眼科医生的专业意见。在中山俊先生创立的 Antaa 株式会社，其开发的医生用软件"AntaaQA"（Antaa 问答）还提供了医生之间答疑解惑的服务。

通过大脑直接交流

通过图像交流可以准确传达目前的情况，但无法用语言表达的信息是语言不能传达的。为了表达人们思考或感受到的事物，目前，脑科技对相关领域的研究正在进行中。比如，一些研究试图能定量判断脑波中显示的信息，以便检测出司机并未察觉到的瞌睡，以及找到婴儿在夜晚哭泣的原因。提起脑波，人们通常认为需要在医疗机构进行专门测量，但现在脑波越来越容易被测量。日本东北大学和日立高科技公司等成立的 NeU 公司正在开发一款测量装置，让人们在家中测量脑波成为可能。此外，PVG 公司正在开发只有一块胶布大小的脑波测量计，该测量计被贴在使用者额头上就会自动测量脑波，发送数据。此类装置有利于诊断脑部疾病，比如癫痫患者的脑波会呈现极具特征的波形，医生可利用此类装置测出。

近年来出现的新技术是直接连接大脑和器械的脑机接口（BMI）。正如字面意思，该技术直接连接大脑和机器，使脑信号与外部机器进行交流。该技术能够帮助脊髓受损等大脑机能完好但四肢无法移动的患者传达信息，补全运动机能。另外，有些技术支持戴上耳机等设备，通过头皮脑波控制机器。将来脑机接口会成为新时代输入信息的手段，有可能代替语言成为新的交流工具，甚至有可能仅通过大脑思考就可以移动器械。

有助于治疗和交流的医疗软件

在日本，提起医疗器械，主要是指 CT 或 MRI 等器械或类似手术机器人等硬件设施。但日本 2014 年 11 月实施的《有关确保医药品、医疗机器等质量、有效性及安全性的法律》（又称《药机法》）中明确规定，即使是不包含硬件的单个医疗用软件，也属于医疗器械。如此一来，手机软件等也被认可为医疗器械，这样就可以应用于治疗中。目前，日本受到认可的医疗软件只有医生使用的"Join"，还没有出现已被认可的患者用软件。

在与治疗相关的软件中，有管理健康状态的软件，也有通过使用达到治疗疾病效果的软件。管理健康状态的软件有公益财团法人爱知县健康振兴事业团开发的"七福神软件"，通过使用达到治疗疾病效果的软件有佐竹晃太先生创建的 Care up 株式会社所开发的用于戒烟的"Cure App"，以及 Susmed 株式会社推出的用于治疗失眠症的"Yawn"软件。"七福神软件"主要是针对 II 型糖尿病的诊治以及保健指导领域中出现的不就诊、就诊中断或生活方式管理不当等问题，致力于让患者能为了控制血糖愉快地坚持食物疗法和运动疗法。现在，日本国立国际医疗研究中心正在开展大规模研究。"Cure App"将成为摆脱尼古丁依赖症的治疗型软件。该软件会根据每个患者的戒烟治疗状况以及当天的身体状况显示个人治疗指导方案。为了让该软件能被批准为医疗器械，2017 年 10 月 Care up 株式会社开始了临床研究的治疗实验，检验其作为治疗软件的有效性和安全性。

刚才提到的"Join"是日本首个可以用保险报销的单个医用软件，由 Allm 株式会社开发，是一款用于医生间交流的软件。该软件被认为是"图像、诊断装置通用程序"，能在多名医生之间实时共享 CT 、MRI、心电图等各种医用图像或手术室内录像，还可以进行对话。比如，当外部紧急运来脑梗死患者，如果该医院能使用"Join"与脑外科或神经内科的专家联系，就可以计算脑溢血监护病房的住院护理费用以及额外的图像诊断费用。

除了医生之间彼此联络的软件"Join"，还有其他联络护士、药剂师等多个职业种类的医疗工作人员之间使用的交流工具，如 Share Medical 株式会社的"MediLine"和 Dr. JOY 株式会社的"Dr. JOY"。另外，日本 Embrace 株式会社开发了用于医疗工作人员和患者沟通的 SNS 工具"Medical Care Station"。在医疗护理站中，医生、护士、药剂师等医疗工作人员与患者及家属被拉进一个群里，在其他人看不见的隐秘环境中，大家利用文字或图像进行交流，以便对患者的术后恢复进行管理。另外，患者也可以在家中治疗时使用该交流工具。Allm 株式会社还研发了"Team"，将其作为推进区域全面照护体系的医疗工作者之间共享信息的工具，并用于访问治疗工作组。也就是在到达患者家中进行访问治疗时，该工具可以让医生、护士以及照顾管理专员、药剂师等及时了解患者信息。

PHR下的一元化健康信息管理

日本医疗法规定各个医疗机构必须对诊察时记录在病历卡上的医疗信息进行一定时间的保存。也就是说，医疗信息由各个医疗机构进行管理。因此，目前医疗信息分散在各个医院也是不争的事实。如果患者要去非经常访问的医疗机构看病，就必须让经常访问的医疗机构开具介绍信，向新的医疗机构说明自己现在的治疗情况和处方。为了解决这个问题，建立个人健康记录（Personal Health Record，PHR）平台的设想诞生了。该设想将患者的疾病以及诊疗、过敏、无法服用的药剂、此前的检查结果等信息统一整理到云端或患者的手机上，进行一元化管理。如果一元化管理可以实现，那么患者去新的医疗机构看病时，只要让医生查看保存于云端的医疗信息，就可以传达必要的信息。此外，在发生灾害时，医院无法查看存于医疗机构的病历卡，但使用PHR，只要有网络，医院就可以访问患者的医疗信息。另外，只要将收集的个人医疗信息匿名化，就有可能作为大数据使用于检验治疗或药剂效果的临床研究中。如上所说，PHR有很多优点，笔者认为其中最大的优点就是此前由医疗机构保管的信息变为个人保管，有利于提高人们的健康意识。

但是，日本现有的电子病历卡并不是为了统一管理医疗信息而开发的，而是为了将病历储存为电子数据。一些产品可以检索保险疾病名称，或者将血液数据等检查数据图表化。由于没有推出相关奖励措施，所以没有有力地推进电子病历卡的普及。厚生劳动省在 2016 年 10 月下达的《推进在医疗保健领域使用 CTC 座谈会》中，也并没有 PHR 相关的建议。虽然国家层面已经着手于导入 PHR 的相关工作，但这依然是存在很多问题的领域。

为了确认被紧急送来的患者的医疗信息，一些企业正在致力于 PHR 的相关研发，如 Allm 株式会社的"MySOS"，WellBe 株式会社的"Welby 我的病历卡"，MTI 株式会社的"CARADA"（身体），MeDaCa 株式会社的医疗数据卡。无论是哪个软件，面临的问题都是如何将医疗机构的诊察以及体检信息与 PHR 结合起来。Allm 株式会社正在用"Team""Kango""Kaigo"及"MySOS"等开展业务。MTI 株式会社正式发布消息，将与提供云端电子病历卡的 CLIPLA 株式会社开展资本合作。电子病历卡与 PHR 的合作将会进一步发展，令人瞩目。今后，如果能使用穿戴型装置，把日常测量的数据、疾病信息、治疗信息、检查结果等都记录在 PHR 中，可能会有助于医生更加准确地把握疾病的征兆。此外，为了更好地管理掌握重要个人信息的 PHR，我们也可以使用区块链技术，因为区块链技术使篡改数据信息变得更加困难，也支持验证，保障信息的安全性。

以上总结了一些为解决目前医疗领域课题的相关技术，这些新兴技术都处于积极开发与研究阶段。在医疗前线存在的课题依然堆积如山，有待解决。但是这些课题中，依然有些问题无法用贴切的语言表达出来。我们期望的是找出医疗前线的课题，开发能够解决相关问题的产品或服务。开发时，最重要的是开发"当下未曾有，着眼于未来"的产品。研究者要有在医疗现场的意识，遵守每个时代的医疗制度，同时也要为了可持续发展用商业视角看待问题；要以医疗为中心，促进拥有核心技术的企业、大学、医疗风险投资者、行政单位、医疗机构等合作，推进"共创"，加快开发新时代医疗领域的产品和服务。医疗领域需要这种"互联医疗"（Connected Medical）。

第 3 章

30 名医生对未来的展望

01 以人工智能问诊为契机，剥离临床
前线非核心业务

Ubie 株式会社共同代表，医生　阿部吉伦

2015 年毕业于东京大学医学部。在东京大学医学部附属医院、健康长寿医疗中心接触过当时最先进的医疗技术，有过在老年人治疗前线工作的经历。此外，还从庞大的文献中抓取数据制作数据库，开发选择问诊问题的算法。在 2017 年为了开发支援医疗前线的技术，创设 Ubie 株式会社。

加藤：Ubie 株式会社开发了使用人工智能技术的问诊工具"Ubie"，阿部先生，您作为这家公司的共同代表和医生，对 2030 年日本的医疗有何想法？

阿部：谈起 2030 年的医疗，一定会说到社保费的增多或劳动人口的减少，倾向于将重点放在如何将损害维持至最低限度。但是，我并没有那么悲观。不如说，我确信到时候，日本的医疗将提供比现在更优质的服务。

当然，如果以现在日本的医疗供给体制迎接2030年，那么恐怕医疗保险破产的悲剧将无法避免。但是我认为，如果现在的新兴技术可以合理地分配医疗资源，一定会实现医疗质量的提高。科技会让下列事项变为可能：①提高医生的效率；②提高对医疗经济评价的准确度；③降低医疗服务的成本。

加藤：具体是什么技术会促进效率的提高呢？

阿部：医生们通常会因诊疗以外的各种业务忙得不可开交，筋疲力尽。比如，医生在处理医疗文书上花费的时间之多，是非医疗工作者无法想象的。我刚大学毕业时，鼓起勇气走到医疗前线想要为患者诊治，等待我的却是直至深夜也做不完的病历卡填写等书写工作。在门诊工作中，相比诊治患者花费的时间，耗费在书写工作上的时间更长，这些早已不足为奇。如果能够使用人工智能技术，减少各种非核心业务占用的时间，就能创造一个医生和患者都可以真正面对面交流的世界。

加藤：原来如此。那么，所谓的"提高对医疗经济评价的准确度"，也就是会扩大自由诊疗范围，负担统一的日本全民医保制度也将会因此有所改变吗？

阿部：财源减少、医疗需求不断增加已成既定现实，还要坚持现行的医疗保险等保障措施将十分困难。现在，如果医疗使人们的健康情况有所改善，可以使用医疗保险，以后，如果医生提供的医疗服务有控制医疗费用的效果，也可以使用医疗保险。相比这些医疗服务，没有控制医疗费用效果的医疗服务在使用保险时，就应该带给患者更好的治疗效果。以后，只要将医疗服务和改善健康的效果、医疗费用控制效果的数据收集于云端，就可以被参考用于拟定政策草案，这样的时代即将到来。

加藤： 降低医疗服务的成本，具体是指改变什么呢？

阿部： 人工智能搭载医疗器械正处萌芽阶段，随着包含这些器械在内的更加高效的诊断设备不断出现，诊断之前的检查成本会降低，开发周期会缩短。目前，一些疾病的治疗效果并不明显，随着以基因变异为研究对象的个性化医疗迅速发展，这些疾病的治疗成本将有所降低，效果也将有所提升。

此外，新药品的价格会因耗时长久的制药周期及巨额研发费用而不断上涨。大数据研究可削减新药的研发费用，缩短开发周期，将生产出更有效的药物。通过使用这样的技术，医疗机构可以用相同的成本，提供更多的医疗服务。

加藤： 谢谢您。请问，在这种情况下贵公司着眼未来，目前开展哪些研发工作呢？

阿部： 在我刚刚提到的三点当中，目前我们正在尝试解决的问题是如何提高医生的效率。诊治大致可以分为问诊、诊察、开处方、解释说明、处理医疗文书等流程。从问诊到解释说明的业务流程有助于提高患者的满意程度，这是毋庸置疑的，但处理医疗文书不是为了患者，而是为了获取诊疗报酬不得不进行的工作。如果这项工作能够实现自动化，再好不过了，这是真心话。

加藤： 如果每天有几十名病人来就诊，确实没有时间逐一填写这些病人的诊疗记录。

阿部：如果必须留有充足的诊疗记录，那么除了在为患者诊察时、患者离开后、诊疗结束后记载别无他法，但无论在哪个时间段记载，都有弊端，比如无法和患者进行充分的交流、延长下一位患者的等待时间、占用医生的私人时间等。

从各种研究结果来看，与患者满意度密切相关的指标有"医生的接待"以及"等待时间"。如果想要提高与这些指标有关的满意度，那么就要在诊察时或患者离开后进行记载，这样一来就会降低下一名患者的满意度。另外，在工作方式改革的趋势下，人们对医生的加班现象越来越关注，越来越多的医院被要求支付给医生加班费。由于经营状况并不乐观，决定减少门诊功能的医院也有所增加，如果继续延长医生的工作时间，有可能会造成医院经营破产。

加藤：如何才能既提高患者的满意程度，又缩短医生的工作时间呢？

阿部：我认为问题的关键在于问诊表。以往的问诊表上只要求病人填写一些泛泛的问题，并没有收集到必要的、充足的问诊信息。因此，医生必须将病人叫进诊察室，从头开始进行问诊，并将听到的内容记录在病历卡上。

为解决这个问题，使用了人工智能技术的电子问诊表问世。该问诊表会根据患者的年龄、性别、症状自动调整问诊项目，可以提前收集医生在诊察室中想要询问的信息。另外，电子问诊表还能将患者输入的内容变换为专业用语，直接复制在病历卡上，医生只需要在评估栏及计划栏中填写相关信息即可。该电子问诊表刚好能填写病历卡的相关内容，为本应由医生完成的诊疗业务贡献了力量。

　　加藤：利用人工智能技术可以在完成病历卡填写上省下很多时间和精力啊。

　　阿部：目前的日本医疗依靠医务人员的牺牲与贡献才得以维持。我们的使命是借助人工智能系统的力量，构建完备的医疗工作环境，让医务人员不再忙于医疗文书的填写工作，能够集中精力到需要专业知识的诊疗业务当中。

　　加藤：请问现在服务开发的进展情况如何？

　　阿部：我们在 2017 年 8 月发布了测试版，同年 12 月发布了最终测试版，截至 2018 年 5 月，西至大分县，东至茨城县，我们向大约 50 所医疗机构提供了该服务。今后，我们还将在日立综合病院（茨城县日立市）投入使用，我们将以人工智能问诊为开端，继续推出改革医疗前线手术的产品。

02 / 医疗中的变与不变

医疗法人社团御茶会御茶水心脏血管内科医院

院长，心脏血管内科医生 五十岚健祐

毕业于日本庆应义塾大学医学院。医疗法人社团御茶会御茶水心脏血管内科医院院长。作为心脏血管内科医生，专注于心血管疾病的一级预防和二级预防。兼任 Degital Hollywood 大学校医和专职副教授，与笔者共同运营数字健康实验室。

加藤：您作为专治心脏血管系统疾病的医院的院长，不仅进行诊疗，还开发了各种与医疗相关软件和服务，比如检测心房纤维性颤动的"心脏节律"（Heart rhythm）软件、检测睡眠呼吸暂停的"ibiki"软件，在线受理诊疗业务的"御茶水内科在线"服务等。请问您对即将到来的 2030 年有什么思考呢？

五十岚：我的强项就是善于在诊治的过程中发现问题。

在日常诊治中，我一直不断思考的是社会保障的将来。2030 年即将到来，这一年既不遥远也不会立刻来临，我认为为了促进日本社会保障的公平化、合理化，未来会发生从医生主导医疗过程转变为医生和患者共同主导医疗过程的巨大变化，即使不通过医生和医疗机构，有些医疗行为也可以进行，这也将慢慢融入人们的生活。比如说，受风寒的患者可以不在医院看病，通过在家中疗养，或者使用非处方药物进行自我治疗。促进药物非处方化可以使一些需要医生开具处方的药物在药店便可购买到。目前，日本医疗领域在这方面正不断取得进展。感冒、花粉症、肠胃炎等疾病主要使用对症疗法，有些疾病可以自然治愈，诊治这些疾病将不再是医生的工作。流感检查也将不再是一种医疗行为，大家可以在药店自行检查。

每年一到特定时期，流感和肠胃炎就会成为流行疾病，而门诊资源有限，每年都要因此而消耗一部分资源，应该如何从根本上解决这个问题呢？我认为应该有选择性地、集中地将医疗资源分配给其他一些需要医疗资源的重症疾病上。直言不讳地说，一些仅治疗感冒和流感的诊所，不出意外在 2030 年将失去工作。我有强烈的危机感，一边思考医生工作的本质价值是什么，一边设想未来。

加藤：原来如此。除了社会保障观点，您对未来还有什么思考呢？

五十岚：可以预防的疾病都应以预防为首要原则。具体来说，幽门螺杆菌引发的胃癌、肝炎病毒引发的肝癌等是可以通过注射疫苗预防的疾病。尤其是吸烟，包括吸二手烟，已明确成为增加疾病负担的危险因素，今后全面禁止吸烟也不足为怪。极端地说，烟草是一种会带来疾病的药物，即使被指定为违法药物也不足为奇。截至 2018 年，日本烟民的数量已经减少，约占日本总人口的 20%，不抽烟的人已增加到总人口的 80%，我认为将来烟民的数量将进一步减少。

另外，在医疗中信息不对称的问题也将得以解决。不同的人对医疗信息的接受能力是有差别的，但是也会有患者在阅读过自己一直服用的药物或所患疾病的相关论文后再来看病。医生和患者之间也将建立平等的诊疗契约关系。

加藤： 看来人工智能的普及将加速这种变化。

五十岚： 人工智能检查的准确度将以超乎预想的速度提高，变化已经开始了。人是会犯错误的生物。从判断的准确度和犯错率来说，人类能胜过机器的领域已经少之又少了。

这一变化实属意料之中。医学的发展史其实就是一部人类通过技术拓展自身能力的进步史。从发现 X 射线、发明心电图，到发明 CT（电子计算机断层扫描）、MRI（磁共振成像）以及各种通过血液采样进行的标志物检测的出现，科技的进步极大地提高了机器诊断的准确性，许多情况下机器人的准确性比人类高得多。

据预测到 2030 年左右，人类可能会进入一个新的时代，到时候我们将面临"判断责任错位"的问题。所谓判断责任错位，就是指由于判断主体和责任主体不统一而产生的各种问题。在当前的医疗过程中，判断主体和责任主体都为主治医生。但是在未来，人工智能将会取得令人瞩目的进步，并且可以肯定它的判断能力将超越人类。在这种情况下，人工智能判断、人类负责这种两个主体不一致的情况将会出现，如此一来，判断失误的责任归属方到底属于谁？这样的讨论声必将会涌现出来。

实际上，从长远来看，人工智能成为责任主体的时代有可能会到来，届时判断主体和责任主体都会成为人工智能。因此，可以说判断责任错位只是过渡时期出现的一种现象。

加藤：我认为这些技术将极大地改变医疗环境，那与此同时，在某些领域是否存在不会发生什么变化的情况呢？

五十岚：我认为，当我们在展望 2030 年的时候，牢牢抓住那些不会变的方面尤为重要，因为其他的一切都会改变而这些却不会。

首先，物理定律、人体解剖学、生理学、病理学和疾病的发生机制等基本不会发生什么变化。基本可以肯定的是，这些方面在未来 100~200 年都不会发生变化。最近我还在想人类的情感结构和情感变动也应该是不变的。其次，预测的人口动态趋势和经济规律也可能不发生改变。但应该指出的是，历史证明，经济规律会在每隔 100 年或 200 年时发生一些变化。

另外，会发生变化的有法律制度、医疗制度、疾病的发生机制、医药品、医疗设备等。比如，随着新型药物、新型疗法的出现，医疗本身发生很大改变的情况并不罕见。自 2015 年 8 月日本进行行政政令变革以来，围绕远程医疗的相关法律法规每年甚至每月都在迅速地变化着。厚生劳动省对"诊疗"的定义是"可以获得患者身心状况相关的有用信息的过程"，因此，今后诊疗的方式可能会更加多样化。到 2030 年之前，日本可能还将进行五次医疗费用修订，所以，有可能会出现对于现在的我们来说无法想象的制度。

加藤：您认为在把握变化的不同之处时最重要的是什么？

五十岚：我认为亲临治疗现场这点很重要。这是一个日新月异的时代，我们应正确把握目前患者感到困难、不满、不方便的地方，并迅速研讨解决方案。我认为只有这一条路可走。亲临治疗现场可以使医务人员的责任意识和使命感变强，这将是无可替代的发展动力。

虽说如此，非医务人员将来也可以体验到亲临治疗现场的感觉。比如，2016年我在数字好莱坞大学研究生院（东京都千代田区）开设了"数字健康实验室"，以此作为研究以现场感觉为基础的相关课题的场所。作为数字好莱坞大学研究生院的一个项目，该项目由我和加藤先生两个人负责。

话说回来，无论发生怎样的巨变，在最开始一定是有人肩负着史无前例的使命感挑战过去，实现巨变。对于这个挑战者来说，重要的不是站在旁观者的角度设想"未来将会如何"，而应该是怀揣强烈的主体意识思考"要创造这样的未来"。因此，我的目标就是要把数字好莱坞大学打造成为一个汇集这种优秀人才的地方。

03 沟通力——人工智能无法替代医生的原因所在

日本大便学会会长，医生，创始人　石井洋介

2010 年从日本高知大学医学部毕业。日本大便学会会长，医生兼创始人，曾就职于横滨市立市民医院外科，曾任厚生劳动省医疗技术官，现在致力于用传播设计和创新方法解决医疗环境的相关课题。数字好莱坞大学数字健康实验室的第一届毕业生。

加藤：石井先生，迄今为止您做了很多研究工作，可以请您分享一下您以什么为契机开始的吗？

石井：到现在为止我经历过若干项目的开发研究，基本都以临床上发现的问题和课题作为出发点。比如，现在我投入精力最多的手机游戏《便娘收藏》就是以消化器官疾病的启蒙为开发目的的软件。当下外科医生们都在致力于研究实施大肠癌手术的技术，在这个背景下我与一些发展到第四期、已无法好转的患者们有了接触，这便成了我开发这款游戏的契机。于是我就开始思考，怎样才能使患者尽可能早点来医院做检查呢？如果患者不来医院，医生也就没法和患者进行交流。也就是说，患者来医院的早晚决定了其好转的可能性。因此，作为医生的我，想到自己的手术能力根本不能使患者的预后和生活

质量（Quality of Life，QOL）有多大改善，便很是无奈。

加藤：那通过这些临床经验，您是不是也开始考虑不仅在医院里，在医院外也同样要做一些宣传呢？

石井：此前我想到不能仅在医院里坐诊，也要到医院外宣传大肠癌相关的信息。那时我想过去做市民公开讲座，也想过在网站上或博客里发布大肠癌的相关信息。但是，一方面，来听市民讲座的都是一些可以自主获取相关信息、健康意识很强的人，即便我不跟他们讲，他们也能自己获得信息。另一方面，我认为不能接收信息的应该是每天沉迷于老虎机或手机游戏的人。因此，为了能让他们获取到健康信息，就要把这些信息融入他们每天都会接触的事物中，传递给他们。在此过程中还要注重"有趣"，这就得使用以娱乐为主的医疗信息传递途径。因此我们想到了一个游戏方案，也就是通过上传排便情况来代替"氪金"获得抽卡次数的游戏，这便是这款游戏的雏形。开发游戏时我所希望的不仅仅是让玩家爱玩，除此之外，还要让玩家能够养成持续观察自己排便情况的习惯，并且即便以后不玩这款游戏了，也依旧可以将这个习惯保持下去。当时我也是想到了在学生时代的公众卫生课上学习的行为变化项目，进而考虑到可以将行为变化和游戏相结合。

加藤：由于您开发了《便娘收藏》这款游戏，而且过去您也曾在厚生劳动省任职，因此您经常介绍自己有着"从上到下"的工作经历。那么可以请您介绍一下在厚生劳动省任职时的工作情况吗？

石井：厚生劳动省的工作中包含"区域医疗构想"和

"区域综合护理"。在 2025 年以后，尽管会有地区差异，但少子老龄化依旧会加剧发展。到现在为止，日本一直实行的是"自由就诊"机制（患者可以自由选择医疗机构的机制），也就是"以相同的价格提供给各地区一样高质量的医疗服务"作为目标的日本医疗服务提供体制，但包括社会保障补助金在内的医疗资源是有限的，从数据可以看出这些资源已经不足以应对现有的医疗服务提供体制了。

由于除东京都以外的很多地区都开始出现人口减少的情况，因此对于很多地区来说，未来的医疗将是一场"撤退战"。过去旨在维持人们日常就医所必需的医院数量已不再是医疗方面的主要需求，医院的选择和集中将成为新的需要。说到"撤退战"，若是适当地关闭部分区域的医院，可能会使很多人的生命无法得到挽救，因此为了尽量减小对现有医疗服务提供体制的破坏，厚生劳动省会结合各地区情况来修改医疗制度，这就是"区域医疗构想"和"区域综合护理"的本质目标。我对于这个结合区域特点的医疗服务提供体制很感兴趣。全国这么多地区中有很多偏远岛屿，说不定既会有有效运用远程医疗的地区，同时也会有几个地区间因关系亲近而成立的互助共同体，并通过互助共同体的力量来推进阿尔茨海默病的护理，说不定还会有以美术为中心发展医疗启蒙的地区。我想所有这些都会为区域临床医疗的发展贡献自己的力量。

另外，在前面提到的"撤退战"的影响下，今后的医疗服务提供体制也会向着规模缩小的方向演化。医生和其他医务人员的数量与社会保障金的增减直接相关，因此今后的医疗体系单凭医务人员是不能长期运转下去的。

加藤：在人力资源受限这一情况之下，未来将会活用什么技术呢？

石井：虽然资源有限，但要想维持兼顾服务质量、运营成本、就诊接待量的医疗服务提供体制的话，就需要人工智能、机器人、信息通信技术和物联网设备来弥补人力资源的不足，以此保证在未来，现有的医疗服务提供体制不会受到大规模的冲击。经常会有人讨论"人工智能会改变医疗吗"这一问题，但实际上我们应该明确的一点是：不是会不会改变，而是医疗已经被人工智能倒逼到一个不得不改变的境地了。恐怕等到2030 年，我工作时所做的文书、临床诊断、检查结果分析等半数以上的工作都会由人工智能接手吧。与日本医疗和西方医疗同等级的医疗器械领域正在兴起，利用机械进行治疗将会成为未来医学的主旋律。

加藤：这样的话，会不会让现在的年轻人心中充满危机感，质疑医生这一职业的未来？

石井：若仅依靠汇总临床研究证据的指导方针来进行诊疗的话，那所有的医生都将被人工智能所取代。一方面，我们现在的医生所进行的诊疗不是那么简单就能做的，我们要结合患者个人的身体情况、性格、生活背景等，通过沟通来最大限度地提升其生活质量和对诊疗的接受程度。除此之外，通过沟通解决的事情还有很多，而沟通也正是医生本身的价值所在。

然而，沟通在现代医疗中被日趋削弱。假定我们的工作被人工智能和机器人所替代，那多出来的时间应该被投入到医患沟通上。因此，我现在在学习传达设计，将有趣的元素加入到以娱乐为主的行为变化项目的制作之中，进行相关的研发工作。

在描绘社会保障金的未来的图画里有这样一个场景，是对日本极其黑暗的未来的预测：少量的劳动人口支撑着大量的老年人口。而使用人工智能和机器人就可以减轻劳动人口的负担，在那时老年人可以做与年轻人相同的工作，到时我们最需要做的就是让医疗变得"丰富"起来。而有趣能让人感到充实。为了可以提供更有趣的医疗服务，我们要向着这方面努力，继续加油干吧！

加藤：要想改变 2030 年的日本医疗，我们需要做什么？您现在已经在着手做什么了吗？

石井：危机即将到来。许多人不愿将新事物引入医学治疗，例如不想取消对在线医疗的禁令、不想引入人工智能和机器人等，当然我们必须要确保在这些新元素下患者的安全不会受到威胁，不会迅速地发展这个领域。但是，留给我们的时间已经不多了，所以希望能有更多的创新者涌现出来，真正推动数字健康产业的发展。因此，在自身作为先驱者不断前进的同时，我也致力于挖掘并培养新的人才。由东京都政府提供补贴建立的新宿医疗保健孵化园（Shinjuku Healthcare Incubation Park，SHIP）为了培育这类创新者，让我作为主导人运营线下社区和线上社区。如果您尚不知道要做什么，但想迈出第一步，那就来 SHIP 加入我们吧！

04 个体医疗发展不可或缺的"区块链技术"

MediBloc 株式会社联盟成员，医生（内科、急诊科） 伊藤凉

2015 年从日本防卫医科大学校医学部毕业。目前在离岛从事全科诊疗，同时也从事东京都内的急诊诊疗。此外也在探索如何在医疗领域运用区块链技术，是 MediBloc 株式会社的联盟成员。参与 Facebook 群组"医疗 + 区块链"的运营。

加藤：伊藤先生，请问您认为 2030 年的医疗业将会是怎样一番景象？

伊藤：老实说对于那时的事情虽不能准确预测，但我想人们的想法会由"生病治疗"转变为"疾病预防"，生病时的思考过程也会由"直接去趟医院吧"转变为"先自己用药看看情况"。大致说来就是每个人都能"在医疗方面独当一面"。当然，到那时也还会有和现在一样上了年纪依旧暴饮暴食、不注重养生的患者，但最近来门诊看病的患者里也有医疗知识极为丰富的人。我偶尔还能从患者那里学到最新的行业知识，很让人吃惊。

也有很多人在感觉不舒服时不会去医院，而是先去药店买些非处方药吃吃看，也就是所谓的自我治疗。这让我们感到很欣慰，因为我们更希望把时间花在真正需要我们帮助的患者身上。这种自我治疗和疾病预防的想法以前就有，只是现在的信息化社会进一步使得更多人可以相对容易地获取医疗信息。在这基础之上，每个人都可以作为医疗信息的消费者独立起来。

不过我认为要想实现这些，我们还有一个很重要的问题没能解决，那就是个人健康记录（PHR）的管理和活用。

加藤：PHR 的管理和应用对于今后以患者为主体的医疗来说真的是非常重要。对此，可以请您谈谈其现状和存在的问题吗？

伊藤：现在，PHR 是以每个医疗机构为中心通过病例来管理的，若要提供给医疗机构以外的地方，必须要经过本人的申请才可以。2009 年，美国颁布了一项专门针对医疗信息化的法律，即美国联邦政府制定的《卫生信息技术促进经济和临床健康法案》（HITECH 法案），大概是有金钱的诱惑这一因素存在，半数以上的美国医疗机构都接收并导入了电子健康档案（Electronic Health Record，EHR），因此 PHR 的可访问程度也得到了大幅度提升。但是，数据依然被中心化管理。相比之下，通过各医疗机构自行管理可以让患者获取信息更加便利，而中心化管理则会让 PHR 出现断片化的情况，无法实现数据的共享与广泛应用。也就是说医疗机构相互之间不能实现数据和 PHR 的信息共享。1996 年，美国通过了《健康保险流通与责任法案》（HIPAA 法案），之后也进行了修正，其中制定了个人健康信息的隐私保护标准和实施指南，但最终个人信息由接诊的医疗机构和签约的保险公司管理，所以几乎不能实现个人信息的共享。

举个急诊室的例子。假设有一个身体情况很差的患者在夜间来到急诊治疗。进入诊室之后医生要问很多问题，比如：患者的病史，现在在吃什么药，有无药物过敏，之前去过什么医疗机构并在那里做过什么治疗，是否抽烟、喝酒，从事什么职业，等等。对于患者来说，每去一家医疗机构就要被连珠炮式地问一次，患者大概心想："又问？我就是身体不舒服啊！"此外，若是重复做相同的检查，还会增加医药费，给患者带来负担。一天做两遍胸部CT检查的患者也不在少数。这不仅是多花钱，更重要的是会延迟开始治疗的时间。可是，即便上一个医生已经大体确诊了，但在看急诊时医生还会有各种苦恼。比如，诊断错误可不行啊，有可能是某某病吧……于是医生大多会让患者再做一个全面的身体检查。就这样，患者被检查捆绑，其中还包含很多与之前重复的检查。而研究结果显示，高效的PHR共享可以让病人在看急诊时少做一半甚至更多的检查。

加藤：确实，中心化管理使得数据无法共享，从而带来了很多麻烦。那么伊藤先生，请问这个问题该如何解决呢？

伊藤：我正在研究的"医疗+区块链"便可以扩大PHR的管理和使用范围。区块链这一概念已广为人知，我就不在此赘述了，接下来就讲讲如何将该项技术活用到医疗领域里吧。

在中心化管理下，PHR的安全性存在一定缺陷，其中最大的问题就是容易出现单点故障。大致说来就是一个医疗机构中存有大量的患者信息，而这些信息是否会泄露与医院的数据库的安全性存在直接关系。这里便可以活用区块链技术进行去中心化管理。在区块链中有加密（将正常文字变为乱码）和解密（目标接收人将乱码恢复成正常文字）这两个概念。在前面提到的中心化管理下，除患者本人以外的任何人都可以将信息解密。与此相对，若是使用区块链技术，其他人就算是获取了数据，最终的解密权限还是要从患者本人那里获取。信息泄露的风险性原本受医院数据库安全性的影响，这样一来影响因素变成了患者个人，因此即便数据被黑客盗取，信息泄露的风险也降低了很多，由此也会在一定程度上降低损失。MediBloc 株式会社致力于将区块链技术应用到医疗领域，旨在创建一个去中心化 PHR 平台，将加密的 PHR 的原始数据保存于区块链外部（即链下）。如此就算有黑客盗取了信息，获得的也只会是一堆无法解密且毫无意义的数据，得不到半点好处。因此，我们可以说区块链技术能够间接地大幅度降低信息泄露的风险。

此外，区块链可以确保数据具有防篡改和不可更改的特性，因此也可以保证 PHR 的真实性。虽说如此，并不仅仅是因为区块链具有防篡改性，才使储存的信息安全，还因为区块链本来就是以无法修改的形式将数据储存下来，这也使 PHR 的真实性进一步得到保证。

加藤：这样一来，在结合了区块链技术的未来医疗领域，PHR 的有关问题也就得到了有效解决。那为了实现这样的蓝图，请问您现在在做什么样的努力呢？

伊藤：我只是一个临床医生，不是很了解那些精密的技术。作为一名医疗工作者，一名主攻临床医学的专家，我所能做的仅仅是解决眼前出现的临床问题，时刻思考自己能为患者做点什么。在这个过程中，如果区块链技术能使医疗朝着一个更好的方向发展，我想我也会紧跟这一潮流的。

目前在运用区块链技术开发的软件系统中，还没有对普通人来说简单易操作的软件。这是一个推陈出新的时代，仅用几天时间就可以把原本"不可能"的事情变为"可能"。因此，随着众多专业人士夜以继日地研发和努力，我相信一定会有好的成果出现。除此之外，区块链技术还可能被运用到除PHR以外的其他方面，对此我也非常期待。

在这次采访中关于"医疗+区块链"我所谈到的相关信息和依据十分有限，因此也许会招致这方面专家的误解，如有不妥之处还请大家原谅。

05 / 混合医疗的时代——医疗领域的数字化变革

一般社团法人医疗物联网学会代表董事，
顺天堂大学医学部附属顺天堂医院眼科助教　猪俣武范

顺天堂大学医学部毕业。曾赴美留学，就读于美国哈佛大学医学部和美国波士顿大学奎斯特罗姆商学院（工商管理硕士）。代表作有《哈佛医生超强学习法》。

加藤：猪俣先生，在您看来第四次工业革命的技术革新会给医疗带来什么样的影响？

猪俣：医疗物联网（Internet of Medical Things，IoMT）和人工智能等各种各样的技术正在迅猛发展并开始逐步普及，工业革命正在逐渐席卷整个医疗卫生体系。这种技术革新使在医疗中运用到的技术、商业模式和价值网（产业基础）焕然一新，因此我认为在医疗卫生事业中将会兴起一场翻天覆地的革新。在评价医疗质量时，日本一般鼓励采用评价过程法。关于评价过程法，我来举个例子进行说明。比如，是否要让一名发生过心肌梗死的病人服用阿司匹林，以此来预防血栓的再次形成？作为医院的指标，一年中接诊的发生急性心肌梗死的患者中，有多少人是在出院时开了或已经服用了阿司匹林？评价过程法可以让我们明白在这种特定的情况下如何进行临床治疗对患者的健康状况最有益（也就是临床研究证据）。

针对标准医疗实际的开展程度所做的评价，实际上就是评价诊疗达到了什么程度，是否遵守了基本准则。换句话说，这种评价旨在缩小基于临床研究证据的标准诊疗和实际进行的临床诊疗之间的差距（循证医疗和医学实践差距）。稍后进行阐述的医疗物联网和人工智能将对这种诊疗质量的评价具有一定的推动作用。

加藤：听说医疗物联网伴随第四次工业革命的到来而出现，可以请您再围绕第四次工业革命讲一讲吗？

猪俣：第四次工业革命是由德国推出的国家战略，具体表现德国2035年的工业政策构想，旨在通过提升制造业整体的生产能力实现产业升级，以维持德国制造业的长期竞争力。

这是对于医院乃至医疗卫生事业都非常重要的战略举措。医院里的专家们要引导各科室进行先进技术的研发工作，进而达到优化医院整体运营的目标。比如，医院通过智能化发展，可以利用医疗物联网和人工智能来填补慢性病领域医护人员的空缺。在医院的智能化进程中有三个重要概念：连接、替代和创造。

加藤：连接具体指的是什么以及通过怎样的方式连接起来呢？

猪俣：连接本是物联网中的概念，而我们正在将其作为医疗物联网中的一环，在医院和医疗卫生事业领域进行宣传普及。在医院里将物联网应用于医疗器械，通过这种医疗物联网化，就能改善医院里的流通过程和手术效率。而且，医院通过这种方法还可以收集对改善诊疗质量十分重要的"过程方法"的大数据，这样一来还能获取之前没能评价的一系列数据。这些数据将有助于医院提高诊疗质量和运营效率。

在这里，怎样获取基础数据、怎样将这些数据汇集到一起，都是很重要的问题。此外，安全的数据存储环境自然也是必不可少的。

加藤："替代"具体指的是用什么替代呢？

猪俣：在医疗领域里，"替代"指的就是人工智能、机器人和 3D 打印技术等。我认为在将来，用人工智能做自动诊断、用机器人做手术、用 3D 打印技术定制医疗器械都将成为可能。如果这些技术都能在医院里灵活应用，那一定会提高医院的运转效率。这样一来，医生等医护人员就可以将精力更多地放在患者身上，为患者做更多的事情。

融合了医疗物联网的医疗服务含金量很高，而如何解析通过医疗物联网化收集起来的大数据，如何通过这些数据做出对人类有用的判断，如何进一步将判断结果传递给人类，这些都是为了实现这种服务形式所必须考虑的问题。

加藤：未来的医疗领域将会发生怎样的变化呢？

猪俣：在描绘未来生活和事业时，有一个特别重要的关键词，虽然这本书说的是面向 2030 年以后的未来，但我想提出的关键词实际上是"2045 年"。据预测，"技术奇点"会在 2045 年之前来临。所谓"技术奇点"，就是人类开发的技术达到了一个临界值，一旦超过这一临界值，人工智能将会取代人类掌握未来科学技术进步的主导权。

加藤：到那时，医疗将会发生怎样的改变？由人工智能掌握医疗发展主导权的时代真的会来临吗？

猪俣：关于人工智能是否会超越人类智力水平一事目前还存在争议，但计算机的性能越来越高，传感器的尺寸越来越小，将来恐怕所有物体里都可以植入计算机或传感器，在那时物体将具备人工智能技术和自主学习功能，可以实现自主行动，纯体力劳动的工作可能会被机械取代，因为这种类型的工作比起人类的经验，更侧重基于大量既有数据进行作业。

加藤：既然人工智能将会取代人力工作，那医生的价值将会在哪些方面体现出来呢？

猪俣：在我所预测的 2045 年里，我们将会迎来人类和人工智能技术相互融合的"混合医疗"时代。现在有一种混合动力汽车，它就是同时使用汽油和电作为动力源，因此借用这一概念，我把高效融合人类和人工智能技术这两个动力源的未来医疗定义为混合医疗。

我认为技术的进步不会排除医疗领域里人类所发挥的全部作用。确实在医疗领域里必然会出现数据的价值变化和技术革新，但是人类拥有精湛的技术，而且单凭人类具有创新能力这一点，人工智能就不可能轻易取代人类。与其如此，倒不如像混合动力汽车组合内燃机和电动机作为动力源一样，未来人类应结合自己和人工智能之所长，创造出更优秀的混合医疗。

加藤：对于混合医疗时代的医疗，请您简单介绍一下。

猪俣：我相信，用医疗物联网收集数据、大数据、人工智能等颠覆性革新在不久的将来也可以应用于诊疗现场。医疗物联网和人工智能作为颠覆性革新的产物都是前所未有的新技术形式，在不久的将来必然会和医疗卫生事业相融合，带来医疗领域的数字化浪潮。现在正处于这一变革过程的中期，因此，我们要利用超前掌握新技术的优势，将其与自己事业的优势相结合，运用到实际工作当中去。

06 / 2030 年将会迎来
"医院被选择时代"

HYS 株式会社人才战略部部长，全科医生　岩本修一

毕业于日本广岛大学医学部。HYS 株式会社人才战略部部长。曾在急诊医院和诊疗所就职，后在广岛大学医院综合内科、综合诊疗科从事教育工作。为了实现"改善管理将会使医疗发展得更好"，从 2016 年开始从事现在的职业。在医疗现场被评价为受人喜爱的医疗顾问。

加藤：岩本先生，您原本是位临床医生，后来转而从事医疗机构经营咨询工作，那么，对于 2030 年的医院经营您是怎么看的？那时医疗领域会发生什么样的变化？

岩本：这么说可能有些严肃，但等到 2030 年时，日本的医疗财政将面临严峻的挑战，而患者在选择医院时也会变得越来越挑剔。在这之前，医院必然要塑造自己的品牌。也就是说，未来将会是"无数医院等待被选择"的时代。而过去"一开门患者鱼贯而入"的医院被动经营战略将不再适合。医院越来越有必要思考将如何被患者、医护人员及社区选择，并以此为基础建立经营战略，进而在区域医疗中明确自己的位置和作用。

加藤：确实，将来诊疗报酬会逐渐减少，各个医院为了生存下去不得不考虑相应的战略和对策。进行品牌打造具体要采取怎样的措施？是否已经有成功进行品牌塑造的医院的案例呢？

岩本：说到成功的案例，我不得不提位于冈山县仓敷市的仓敷中央医院。这是一家拥有 1000 张病床的医院。县内与县外的很多患者都会来这里看病，医院的医疗团队也汇集了全国各地的人才。值得一提的是，医院年手术量约 13 000 台，2018 年还获得日本外科医院排名第一的佳绩，是一家名声响彻日本的品牌医院。该医院手术方面的成就给其带来了收益，确立了其在区域医疗的地位，因此医院便将"手术医院"作为品牌核心进行推广，而且值得注意的是，其对于投资也十分积极。

例如，在聘用医生方面，该医院就曾在 2015 年年初首次实行"实习医生技术测验"，这也成为当时的热门话题。"折 5 毫米的千纸鹤""拼装昆虫模型"等都是其中的项目，而这些此前都是闻所未闻的项目。有人可能觉得这些测验与医疗毫无关系，但是它不仅提高了医院的知名度，还起到了向想要进入外科的医生宣传自己的医院是一所"手术医院"的作用。

加藤：能明确找到自身宣传点的医院确实很厉害。话又说回来，有人说医院的利润率在 1% 以下，这是真的吗？

岩本：是的。有很多医院的经营都面临困境。私立医院的医疗利润率大多都在 1% 以下，地方自治体医院则平均为 − 15.3%。

考虑到日本的财政状况，预计在今后较长一段时间里，国家会继续推行抑制医疗费的政策，经营体系不完善的医院将无法继续生存下去。到那时，在区域医疗中没有进行准确定位的医院，或者经营效率低下的医院将不得不选择退出。因此，医院在经营过程中需要考虑清楚怎样成为一所被医护人员、患者及地区选择的医院，也就是说医院的品牌打造将会变得十分重要。

加藤：我曾经也在一边积累临床经验，一边做和医疗相关的风险投资。我认为每一家企业都要确立生存战略，明确事业核心。当然不仅仅是企业，未来医院也必须努力思考维持生存的经营战略。要想成为被医护人员优先选择的对象，医院需要做哪些努力呢？

岩本：医院如何做到被医护人员优先选择这一问题在医院经营课题排名中十分靠前，这事关聘用以及如何留住医护人员。日本国立医院机构栃木医疗中心作为知名的进修医院，以全科诊疗实践为中心，构建了医生聘用和诊疗体系，进修体制完善，获得了长足的发展。而十年前，从医局派遣被禁止到内科差点关闭的危机，使该医院一直深陷于泥潭之中。而当时正处于研修后期的矢吹拓先生等人将其作为可进行全科诊疗实践的医院重建了起来。现在医院里有在编医生20人。这个例子很好地展现了将医院优势与聘用医生和区域合作这两点相结合的品牌打造方式。

不仅是人才聘用问题，说到人事可能有人会说"说到底还是工资问题""只要亮出我们提供的工资待遇谁都愿意来"。工资待遇自然是需要完善的，但也有人说"被钱吸引来的人才也会被钱吸引走"，因此，单靠金钱吸引人才具有局限性。从长远来看，医院方面只有明确了自己的优势和发展方向，并明确提出医院真正需要的人才类型，才能招揽到并留住优秀的人才。因此，为了吸引人才，医院就需要打造自己的品牌，让应聘者选择自家医院并能留住他们的心是非常重要的。

加藤：那么为了成为"被地区选择"的医院又需要做什么努力呢？

岩本："被地区选择"这一概念，从医疗业的支柱"区域医疗构想"和"区域综合护理"来看也很重要。区域医疗构想要求的不仅仅是考虑自己医院的情况，还要考虑区域医疗需要以及和其他医疗机构的职能分担等方面的因素，要在地区构建最适合的医疗提供体制。因此，医院必须要确定自己在该地区的定位和作用。也就是说，经营医院也要从市场营销的角度出发。而承担这一要务的是区域合作办公室。希望区域合作办公室能够以自己医院的经营战略为基础制定合作体制，及时掌握区域医疗中各成员的变化并运用到下一阶段的经营战略制定之中。

加藤：今后从区域医疗的角度考虑问题将会变得越来越重要。那么，为了能"被患者选择"，今后的医院经营战略将会和过去有什么不同呢？

岩本：为了能被患者选择，医院从现在开始就要努力做出改变。过去，医院的基础设施评价所要求的是只要医院的职能评价指数和住院基本费用能满足护理人员配置和设施条件就可以，但以后患者状况和实施的治疗等"过程评价"所占比重会大大增加，仅靠来院看病人数的增加不能再成为医院运营下去的资本。将来选择医院的最终决定权在患者及其家属手中，因此对于医院的经营来说，面向患者、家属及区域居民的品牌打造就显得尤其重要。

不少医院往往会陷入这样一个误区：只要提供好的医疗服务，患者就会来看病。确实，作为医疗机构，提供好的医疗服务是一个大前提，但如果医院不能正确认识并理解这一点，那么患者也不会来。因此，医院要重视宣传，要在营销上下功夫，也就是积极提供信息，让大众了解自己的优势。各大医院要通过这种方法来拉近自己与患者、居民的距离，构建长期的良好关系，获得更多患者和居民的信赖。

加藤：今后，医院经营需要什么样的人才呢？

岩本：我认为在今后的十年里，承担医院经营的管理类人才将会拥有举足轻重的地位。好的医院经营会创造良好的环境，而良好的环境又与良好的医疗质量息息相关。为了能对相应的患者施以有用且高效的医疗诊治，医院还要从管理的角度思考如何改善经营。

关于怎样在这之中运用科学技术，要视具体情况而定。比如说，人工智能和远程医疗都是医疗改善的途径。这些途径本身既有优点也有缺点。在近几十年里，医疗技术有了很大的进步。在接下来的十年间，就算医疗领域因信息技术的发展而大变样也不足为奇。持续关注医疗技术的发展对医院经营也很有必要。我相信将医疗环境和管理相结合将会使医疗越变越好，怀着这一信念，我认真从事着现在的工作。

07 颠覆临床常识和价值观的解决方法

AMI 株式会社代表董事，心内科医生　小川晋平

毕业于日本熊本大学医学部，心内科医生，AMI 株式会社代表董事。入选总务省"异能项目"，被日本认定为"异能人才"。作为法人正在开发的"超听诊器"，在众多加速器项目中获得了最优秀奖，也被 NEDO-STS 所采用。

加藤：小川先生，您认为到 2030 年医疗将会有怎样的发展？

小川：至今为止的医疗都属于"医院完结型"，预计今后将会向"区域完结型"发展。厚生劳动省推进的区域综合护理系统将会继续普适化。这样一来，为了提供迅速且合适的医疗、护理服务，跨行业间的远程信息共享将会越来越重要。日本可以说是世界上老龄化最严重的国家，但其实我们也可以把这看成一种契机。或许为了应对即将到来的 2030 年，日本国内不断研制适应这一变化的医疗器械，并进一步走向全球。

加藤：原来如此。您对于自己的专业领域心脑血管领域怎么看呢？

小川：大多数心脑血管疾病和中风都是以遗传因子、环境因素、生活方式病（如高血压、肥胖、糖尿病、血脂异常）

等为发病条件引起的并发症，属于因动脉硬化而产生的急性病类型。据统计，在 75 岁以上的"后期高龄者"当中，因此类疾病去世的人数超过了因癌症死亡的人数。另外，处于急性期时患者的死亡率确实会提高，在度过急性期之后在很多情况下又会反复恶化或再发，需要认真护理，这便是心脑血管疾病的特征。问题在于仅这一病种就会花费全部医疗费用的 20% 左右。

不过，这一领域也在日新月异地发展着。近几年，介入治疗备受世人瞩目。比如，治疗成人继发孔型房间隔缺损（ASO）和慢性血栓栓塞性肺动脉高压的肺动脉球囊扩张成形术（BPA），以及用于治疗二尖瓣关闭不全的 AVJ-514（临床实验仪器设备识别码，英文商品名为 MitraClip），能够运用导管治疗的疾病不断增多，期待今后人类能够研究出更多的介入治疗方法。

2030 年将会出现更多的治疗方法，预防医学将会变得更加重要。对于一级预防（保证健康）、二级预防（早期发现，防止恶化）、三级预防（防止复发），人们一般认为其中的每一阶段今后都会走向信息通信技术（ICT）化。此外，二级预防和三级预防今后都会不可避免地运用自动化技术和人工智能技术。

加藤：可以分享一下您预测的未来以及为其所做的努力吗？

小川：近年来，主动脉瓣狭窄成为备受关注的心脏疾病之一。有报告显示，这种病在 75 岁以上的老人之中的发病率为 12%（Osnabrugge RL, et al. J Am Coll Cardiol 2013. 62：1002 – 12），绝不是罕见疾病。该病会导致患者胸部疼痛、失去意识、心力衰竭甚至是猝死，而且在出现症状之后，患者的平均存活时间为 3 年。对于这种病，药物治疗的效果微乎其微，过去的根治方法只有开胸手术。但是，2013 年经导管主动脉瓣置入术（TAVI）已被纳入日本医保，因此，对这种疾病的治疗又多了一种选择，人们也越来越重视在还未表现出症状的早期阶段就进行主动脉瓣狭窄的筛查。但是，现在临床方面实际上并没有全力以赴，只是将其作为一个课题进行研究。

心脏超声波、心音图（PCG）、介入检查等都是心脏瓣膜病的检查方法，但是侵袭度、应用的技术、检查时间和费用等方面都不是很适用于该疾病的筛查。另外，现有的对心脏瓣膜病有效的检查方法有问诊和听诊两种，但这两种都依赖医务人员的技术和经验，也受医疗环境的制约，因此，在夜间急诊或病人很多的时候，医生就无法好好地进行相关诊断。也就是说，现在我们面临的问题是对于心脏瓣膜病的筛查工作，没有一种安全、简便、低价和高效的检查方法。我想既然没有，那就要努力创造，于是开始了相关的研发。

加藤：小川先生可以详细介绍一下现在正进行的研发工作的内容吗？

小川：目前，国内外对于心音分析的研究有很多。但我认为，之所以现在还未成功，是因为这些研究只局限于分析声音。即便在无音室里进行的实验取得了较好的结果，但在实际临床中会有空调以及隔壁病房的说话声这些干扰因素存在。而且有的患者心律不齐，有的患者不能憋气，所以这种仅分析声音的方法在实际治疗当中几乎不能适用。因此，为了能适用于实际临床治疗，我换了一个角度，希望将声音和心肌细胞动作电位的发生时机结合起来进行观测，以此来提高自主诊断协助功能的精确程度。另外，我们也希望能通过运用数学建模算法的声音识别技术来实现诊断辅助功能。现在硬件和软件方面的建模工作已经完成，希望今后能投入批量生产进行试制，并早日开始临床试验，通过批准。

另外，我也在推进服务方面的完善工作。特别是今后将对地方区域医疗越来越重要的远程医疗，我认为其与预防医疗密切相关。日本九州的人口减少和老龄化速度超过日本其他地区，这使九州成为这些亟待解决问题的"发达地区"。另外，为了延长健康预期寿命，我们希望能够借着解决这些问题的机会，将九州作为医疗卫生事业的先发地区积极推进相关工作。我们和地方自治体政府合作运用远程医疗技术开展预防医疗的开发研究，获得了高度评价，被九州医疗卫生事业推进协议会授予医疗卫生事业创立贡献大奖。虽然我们面临的问题还有很多，但在服务完善方面还是要一项一项地解决。

加藤：小川先生涉猎的范围不仅仅在实际医疗开发方面，还从医疗服务等多个角度来分析心音，您是如何想到要解决这些困难的课题呢？

小川：我想要提出颠覆临床常识和观念的解决方法。比如，在门诊肯定是由医务人员给患者量血压。1970年人们开始研发自动血压计，1980年运用振动法的自动血压计走进了日本家庭，开始在市场上售卖。

在30年后的今天，日本的每个家庭里都会有一台家用血压计。在心脑血管领域的医疗准则中也自然出现了"家庭血压"这一用语，现在这甚至比在诊室里量血压更加重要。改变"必须要……"的观念是很了不起的事情。实际上自动血压计的出现也改变了原有的"血压必须要由医务人员测量"这一观念，这是一个很大的突破，而且现在还出现了"白大衣高血压"这一概念⊖。在自动血压计刚出现的时候，谁都想不到有朝一日自己在家里测量的血压竟然才是准确的。

可能现在人们很难想象将听诊自动化、通过远程医疗进行预防医疗，但我希望今后通过技术革新来改变固有的"必须要……"的观念并开发出具有突破性的医疗器械和医疗服务。我就是怀着这样的心情继续进行研究与开发的。

⊖ 白大衣高血压（WCH）是指有些患者在医院诊室测量血压时血压升高，但在家中自测血压或24小时动态血压监测（由患者携带测压装置，无医务人员在场）时血压正常。这可能是由于患者见到穿白大衣的医生后精神紧张，血液中出现过多的儿茶酚胺，使心跳加快，同时也使外周血管收缩，阻力增加，导致血压上升。——译者注

08 展望未来：人工智能医疗器械助攻医生活用"工匠技术"

Aillis 株式会社董事长，急诊科医生　冲山翔

2010 年毕业于东京大学医学部。曾在日本红十字会医疗中心（东京都涩谷区）急诊科就职，曾是直升机随行医生、灾害派遣医疗队队员、船医。2017 年创立 Aillis 株式会社，成为董事长。隶属人工智能学会、信息处理学会，急诊科专家。

加藤：冲山先生过去作为急诊科医生从事临床医疗，后来又涉猎了风险企业，现在正在自己创业。您认为 2030 年医疗领域将会发生什么变化呢？

冲山：到 2030 年，我认为医疗领域应该不会发生很大的变化。医生还是会照常做诊察、问诊等工作，治疗方面依旧还是开药或做手术，也就是说现有的医疗形式会延续。但是，医疗整体所涵盖的范围将会向医疗卫生等方面扩展，到时其包含的范围会更为广泛。

加藤：请您就涵盖范围更广详细说明一下。

冲山：拥有上千年历史的医疗领域并不会突发巨变。只是模式会与以往不同，患者和医疗的连接形式将会增多。以前因为医疗资源不足而无法解决的问题，今后都将会用技术填补空缺，医疗成果会实现新的飞跃。包括患者自身在内，未来将会有更多人参与到医疗工作中，一年365天、一天24小时的全年全天候新医疗模式将出现。由医生全权掌控的医疗是有局限性的，所以相应的权利将被下放到护士、助理护士等护理人员手中。然后，其中如数据录入这种简单工作将会由机器人流程自动化（RPA）完成，我想这将会成为一种趋势。

人们都说在遥远的未来"医生的工作会被人工智能替代""医生将会被机器人替代，复杂的手术将会全自动化"，但我认为到2030年这么说还为时尚早。现在人工智能和机器人都只被特殊化为单一作业，并没有得到广泛运用，深度学习也同样如此。也就是说，若是能实现深度学习，那将迄今为止都必须要人去编程的内容、所需的学习方法和学习材料都导入机器，机器就能轻而易举地找到解决方法。确实这本身已经是一个很大的突破，但机器人还没有脱离单一作业这一框架。世上的大部分工作都是需要多任务处理的，若是用机器人或人工智能替代人的工作，不但难度较高，而且就算是实现了一部分的技术突破，那也要付出过多的成本。

这样想来，即便是医疗专业大学毕业、时薪大概在2000～3000日元或更少、可以灵活应对多任务处理的人，从某种意义上来说真的是十分高效的。人工智能在成本方面比人力低，在性能方面比人涉猎的范围更加广泛，想要开发是相当困难的，因此说起来可能让人不敢相信，实际上在很多领域都会出现人力费用比自动化费用便宜的情况。机器人和人工智能作为单一领域发展也是可以的，但若是想将其运用到其他领域，那就需要能够操作的专业人士了。因此，要把能自动化的部分变为自动化作业，不能自动化的部分就将作业范围延伸，由医生延伸到护理人员，由医务人员延伸到非医务人员，由医院里延伸到医院外。我认为到 2030 年，由医务人员自己解决面临的医疗问题这一趋势将会席卷医疗界。

加藤：您说以后医务人员将要自己直接解决面临的课题，为什么以前做不到以后就可以做到了呢？

冲山：现在很多解决问题的方法都被程序化了。比如，过去程序设计都要在大学本科或研究生阶段学习，但现在连小学生都可以学习了。这既是因为程序设计语言本身变得直观易懂，又是因为程序设计本身不再是从零开始，而是只要拥有完备的程序库，再将程序库里的部分内容复制并粘贴就可以完成了。也就是说技术在变得日常化，这就增加了解决问题的可能性。

因此，说到能够解决问题的人所具备的条件，比起头脑聪明，更重要的是和未得到解决的需求之间有着怎样的联系，以及能否找到解决问题的切入点。对医疗领域来说，能想出解决办法的是那些自身扎实掌握解剖学等医学基础，而且每天还在接触临床医疗的人。

加藤：那样的话，是不是应该从现在开始就要了解哪些技术将会日常化呢？

冲山：是的。要想学习这些知识，现在在医疗现场之外学习也是选择之一。医疗业因为是管制行业，所以引入新技术一般会比较慢，但反过来想一想，其实这样就可以借鉴其他领域里运用这一技术解决问题的经验，有很多可以参考的事例。仅通过参考其他领域的事例就可以解决问题，而且事例有很多，这对于医疗发展来说是件好事。

加藤：可以分享一下您预测的未来以及为其所做的努力吗？

冲山：至今为止，我花了很多时间思考如何加深对技术的了解。不仅要了解技术目前的状态，还要深入根本，思考技术在将来的应用范围以及其局限性，因此我学习了数学、统计学、物理学来作为知识储备。

之后，我想要用新方法解决医疗问题，于是 2017 年 11 月我创立了自己的公司。我们公司所做的工作是希望在未来的世界里，其他医生也可以灵活掌握只有一部分专业医生所掌握的"匠人技术"。若所有医生都掌握了精湛的技术，那即便是在偏远地区的人们也可以接受专家级别的诊断，现在无法接受治疗的患者也就都可以接受治疗了。因此，我们就想把精湛的诊断能力、模式识别以及问诊内容所包含的某种语言模式通过深度学习程序化，让其他医生也可以传承下来。因为不同的技术都有各自的形式，所以我们想要开发出每种技术各自对应的人工智能医疗器械。

这和我曾做急诊科医生的经历有很大的关系。急诊科医生的一个特点是涉猎医学领域广、程度浅，但是可以诊治患者。另外，眼科医生对眼科方面的疾病了解得更细致，心内科医生对心脏方面的疾病了解得更细致，因此相比之下急诊科医生就缺少了可以说"对于这方面我最了解"的一个领域。因此，我感觉急诊科医生即便功夫下得再多，若单说起某一种疾病，还是远不如专攻那一领域的医生。

　　但是，不可能让一个人具备所有专家的技能。因此，虽然不能让全部科室的专家每天 24 小时都齐聚在医院里，但也不能让其成为患者不能得到救助的障碍，那样实在是太不幸了。应该还有很多领域可以用人工智能技术解决问题。每天我们都在从不同方面解决医疗现场面临的问题。

0.9 面对患者就诊行为的变化，充分
利用有限的医疗资源

Mediside 株式会社董事长，整形外科医生　菊池亮

2010 年毕业于日本帝京大学医学院。现在在帝京大学医学附属医院工作。整形外科专家。他于 2016 年成立 Mediside 株式会社，并担任董事长一职。因考虑到要增加诊所的数量以改变医疗急救现状，创立了名为"快速医生"（Fast Doctor）的夜间特殊诊所。

加藤：菊池先生，您不仅在帝京大学医学附属医院就职，同时还创立了夜间特殊诊所"快速医生"。关于服务内容稍后再问您，先请您谈一谈您认为医疗领域有什么样的问题。

菊池：我发现救护车作为一种医疗资源数量有限，急救指定医院作为患者接收方并没有被合理利用，因此一直在思考如何改变这一现状。实际上，2016 年救护车出车接诊的急诊病例共计 6209964 人次（同比前一年增加 155149 人次，增长 2.6%），运输人员数量为 5621218 人次（同比前年增加 142848 人次，增长 2.6%），二者都是历年最多。而运输人员总数中有近半数为轻症患者。

而且，运输人员总数中增加最多的为老年人。据预测到 2030 年，日本人口将会减少到约 11912 万人，而其中将会有

约 31.1% 为 65 岁以上的老年人。面对每三人之中就有一人为 65 岁以上的老年人的超高龄社会，我们就是要思考怎样应对随着老龄化程度加深带来的医疗需求激增问题。此外，无论男女，健康预期寿命和人均预期寿命的差值均为十年左右。这预示着今后行动不便的老年人的数量将会增加。今后将会有越来越多行动不便的老年人不能自己去医疗机构，只能借助救护车。

加藤：针对难以自行前往医疗机构的患者的医疗咨询服务也有所增加，但即便如此，情况是不是并没有很大的改善？

菊池：是的。2007 年东京消防厅设立了急救咨询中心，2010 年各都道府县开始开展儿童医疗电话咨询事业。在此基础上为了减少不必要的急诊，各私营企业也在提供医疗咨询服务。另外，自 2016 年起，患者在初诊时如果没有其他保险医疗机构的介绍信（诊疗信息单）而直接去急救指定医院就诊的话，个人必须要支付相应的医疗费。这一措施的初衷在于通过提高个人负担的医疗费用来减少不必要的急诊数量，把急诊资源提供给更需要的人。

报告显示，使用医疗咨询服务的用户正在逐年增加，各医院的收费一般在 5000 ~ 8000 日元，并不便宜。但是，即便如此，夜间救护车派车次数却一直在增加，急诊的患者数量也并没有减少。也就是说线上医疗服务和诊疗费的提高也许并不会削弱患者想要去急诊科就诊的需求。对于这些患者来说，他们只想要面对面的医疗服务。

但是，现在在夜间提供面对面医疗服务的只有二级、三级急救医疗机构。这些地方挤满了前来就诊的患者，这使得医务人员劳动强度过大。此外，据 2016 年日本总务省发布的报告，119 急救中心从接到呼叫到派出的救护车抵达目的地，全国平均时间是 8.5 分钟。而 119 急救中心从接到呼叫到派出救护车将患者接回医院，全国平均时间是 39.3 分钟。无论是到达现场所需时间还是将患者送达医院所需时间，都有延长的倾向。

这里需要注意的是，报告显示夜间的急诊患者有 50%～70%（儿童为 90%）是不需要住院的轻症患者。这其中产生了一个问题，那就是轻症患者占据了对于重症患者来说尤为必要的医疗资源。而对重症患者而言，实施急救晚一步就会导致治疗延迟而耽误病情。为了解决这一问题，我们就需要调整轻症患者的就诊方式。

加藤：刚刚我们从老年人医疗需求增加谈到了轻症患者就诊方式的调整，那您可以说一下具体要进行怎样的调整吗？

菊池：改变轻症患者就诊方式的方法之一就是提高诊疗费的个人承担比例。1997 年有报告显示，日本把由工会、政府等管理的健康保险的个人承担比例从 10% 提高到 20%，在那段时间，实际就诊率和就诊需求的偏离率确有减小。然而 2003 年从 2% 提高到 3% 的时候却没有发生显著变化。因此，就诊率和患者本人意愿以及对病症的自我感受等主观因素较多，并不能完全反映客观的就诊需求。此外还要注意的是，提高诊疗费的个人承担比例可能会导致低收入群体看病难的问题。

加藤：因此菊池先生就开创了夜间特殊诊所的服务事业。

菊池：是的，因为改变轻症患者就诊方式的另一个方法就是提供更加便利的就诊服务。在东京都，每天下午五点之后接收患者的就只有二级、三级医疗机构了。虽然各地方自治体和地区医师会运营的诊所也开门，但是一旦过了晚上十点就会停诊，在那之后患者都会前往大医院就诊。而既然夜间接诊的大部分都是轻症患者，那本就应该让诊所而非大医院接收。

为了解决这一问题，我创立了"快速医生"。创立这一机构的初衷是改善救护车和急救指定医院等有限医疗资源的利用效率，直接让诊所去接诊治疗轻症患者。

目前，诊所以东京都、千叶县、埼玉县为据点，接诊门诊患者并提供医生出诊服务。近来就诊人数在逐渐增多，患者也很满意我们的服务。我想这种十分便利的夜间特殊诊所的运营将会促进轻症患者就诊方式的转变。

加藤：为患者提供医生上门出诊服务原本是针对不方便去医院看病的患者设定的一种诊疗形式。那如果上门出诊服务变多了，会不会使诊疗费用增加呢？

菊池：上门出诊服务变多有可能会让诊疗费用增加，这点确实需要注意。但我认为，如果将上门出诊服务和远程医疗咨询服务有机结合起来，就可以减少不必要的就诊量。在"快速医生"，对于经判断是轻症且就诊必要性较低的患者，我们会为其介绍和 Ever Sense 株式会社共同运营的儿童医疗咨询服

务 "Kids Doctor"。Ever Sense 是一家分享妊娠、育儿相关信息媒体的公司，而 "Kids Doctor" 服务就是通过这家公司开发的手机软件，患者可以直接向 "快速医生" 的医生进行医疗咨询。

无论是医疗咨询、患者去医院、医生上门出诊服务，还是叫救护车，只要选择合适的看病方式就可以促进患者就诊方式的改变，进而使有限的医疗资源得到合理分配。

10 医院和诊所内高共感力空间的设计

医疗法人社团新潮会理事长，
管理心理学家，整形外科医生　北城雅照

毕业于日本北里大学医学部。目前为医疗法人社团新潮会的理事长，管理心理学家，整形外科医生。同时他也是一名取得注册执照的管理心理学家，主张人工智能应以人为本的管理方针。

加藤： 北城医生，可以聊一聊您成为医疗法人社团理事长的来龙去脉吗？

北城： 在我担任新潮会理事长之前，我曾认真地思考过2030 年之后的医疗状况将发生什么样的变化，由此有了些新的构想，所以我很想去尝试发展这种带有床位的医疗机构。机缘巧合之下，通过朋友介绍，我认识了新潮会的前董事长。新潮会是一家拥有 41 个床位的医疗机构。和新潮会前董事长一番攀谈，他很欣赏我对未来医疗的见解。于是在 2017 年我接替他，成了新潮会的董事长。

加藤： 那么，您对 2030 年以后的医疗有什么样的预测？

北城： 我认为到 2030 年，日本将不可避免地出现三大变化趋势。首先，65 岁以上的老龄人口比例将肯定超过总人口的 30%。这就会导致第二个变化趋势的出现，也就是国家在预测到这一人口动态变化发生的同时，会考虑在现有的支持65岁以上高龄人口的医疗体制之外，寻求其他医疗体制的支持。为了削减医疗支出，第三个变化趋势就是减少费用偏高的住院治疗，让患者更多地选择在家治疗。但是，如果要把住院治疗过的患者转移到家里继续治疗，把医疗服务转移到家庭的间接费用也会随之增加，这样，自然也会使费用负担增加。在这种情况下，日本需要进一步充实和发展由住院治疗顺利过渡到在家疗养的亚急性期的医疗服务。

基于以上三点变化趋势的预测，我认为未来医疗的发展方向具有可预见性。第一，我们要努力维持65岁以上老年人的健康状态；第二，即便出现需要住院治疗的情况，也要有一个在家通过观察恢复到健康状态的过程；第三，尽可能选择不花费或少花医疗费用的方法。

为此，我们正在建立新的医疗设施。新设施不仅有包括内科、儿科、耳鼻喉科、眼科以及整形外科在内的医疗中心，还会在区域内建有带病床的康复中心。这样不仅可以帮助患者在医院度过急性期，让他们恢复到可以回家进行后续疗养的状态，而且患者在出院之后还可以定期来医疗中心的诊所进行复诊。也就是说，我们的医疗设施将实现在医疗中心区域内康复与治疗一体化对接。

同时，为了维持高龄老人健康的生活状态，我们医疗中心的医务室会在方便高龄老人使用方面下功夫，努力把我们的医务室打造成他们每天都想去的地方。为了实现这个目标，我们会在各方面做好准备，以高性价比的方式为他们提供所需的健康知识和设施。患者只需每月花上 3000 日元，就可以每天参加我院康复训练设施内的基础体力训练课程，并且每个月都有体检，然后我们的营养师和教练会根据每个人的体测报告对他们进行个人指导，就如何合理搭配饮食和加强训练给出建议。为了鼓励大家每天来参加我们的课程，我们会根据他们的出勤情况颁发出勤奖，我们就是要把这里打造成一个大家都可以畅所欲言的社交场所。当然这个课程是自费参加的，不能使用保险，这样就不会增加国家的医疗负担。

　　加藤：这是一个非常有意思的方案，不禁让我想到这几年发展迅猛的 AR 和 VR 技术。有了 AR 和 VR，你就可以在家身临其境地体验虚拟世界。我想，到了 2030 年，这项技术会有更大的进步和发展。对此，您有什么样的看法？

　　北城：确实，在未来，这种虚拟世界会更加贴近真实的体验。然而，我认为即便如此，我们也无法真正体验到"触摸"和"心心相印"的感觉，这样就没有什么意思了。

　　我们都知道医疗所针对的对象是人，所以我们需要用真挚的态度去问诊。在我看来，人之所以是人，重要的是能产生"共感的力"（又称"共感力"）。而虚拟空间是无法提供现实体验中的"触摸"和"心心相印"的感觉。这恰恰是我现在正在努力的方向，就是在医院和诊所内设计能带给人这种感觉的高共感力空间。

　　说白了，技术只是人类的工具而已，也就是一种手段，而不是人类所要追求的终极目标。比如说，我所追求的医疗目标就是让眼前的患者健康起来。为了实现这一点，运动和控制饮食必不可少，同时也要让患者对社会和未来抱有希望和理想，这种心态同样重要。对于那些长期卧病在床的患者来讲，虚拟世界确实能让他们有效地体验社会生活。但是这种手段的最终目的还是要帮助患者恢复身体机能，能够回归到正常的社会生活中去。这也是我建立医院的初衷和最终目的。打个简单的比方，你喜欢某个歌星，你肯定会更愿意去他的现场演唱会，去聆听他的歌声和感受现场的气氛，而不是窝在家里用 VR 做虚拟体验。这种感觉，就是我建这家医院所要追求的。

加藤： 正像您所说的那样，我也认为共感力是非常重要的。随着人工智能的发展，我认为包括医疗在内的各种以信息为生的工种将在未来的十年里发生巨变。比如在医疗方面，一个很好的例子就是自我治疗。通过开发在家问诊的软件，以及患者对软件上问题的回答，人工智能就能对病情进行诊断，然后患者可根据诊断结果去买药进行治疗。如果真的能普及的话，去医院的患者就会越来越少。在这种背景下，你们怎样才能让人们去使用现实中的医疗服务呢？

北城： 深有同感。正因如此，我们才要构建一个"让大家每天都想去"的医疗场所。AR 和 VR 发展到一定程度，也许真的能代替医疗机构实现在家的自我治疗。但是，如果我们能打造一个使患者产生"去这个诊所挺好的，可以聊聊天，大家其乐融融，所以还是去这个诊所看病吧"感觉的诊所，而且以后随着自动无人驾驶的发展，出行也会变得更加容易，你就不会觉得从家里开车来医院是件很累且很麻烦的事，那么，以后你很可能会觉得去医院看病是一种和大家一起锻炼的运动方式。

不过，作为一名运动器材专家，我本身更希望患者能够走路去医院而不是开车。要是我们能够与患者构建这种关系的话，患者也会认为医疗还是必要的，生病的时候首先想到的是去医院。也就是说，在患者的心中，我们医院树立了良好的品牌形象，这也就是我要追求的目标。

11　少子化和老龄化带来
　　创新的机会

千叶西综合医院妇产科，雅虎日本公司保健医生　近都真侑

毕业于近畿大学医学部。选择成为一名妇产科医生是缘于他在医院两年的实习经历，在他与那些产妇的丈夫接触之后，他深深地感受到了这种初为人父的喜悦。同时他还兼任雅虎日本公司的保健医生和 Healtheeone 公司的产品介绍经理。Healtheeone 公司是一家致力于推进利用信息技术来改变医生工作方式的公司。

加藤：近都医生，作为妇产科医生以及公司的保健医生，您认为 2030 年的医疗将会发生什么样的改变？

近都：从妇产科医生的角度出发，我认为不孕不育的治疗将会取得巨大的进步。而且随着晚婚晚育和老龄化程度的加深，不孕不育的人群也会跟着扩大。

随着医疗技术的发展，检查精度也在不断提高，同时检测到胎儿异常的情况也在增加。随着更多高龄产妇的出现，大家开始更加关注腹中胎儿发育是否正常，以及能否顺利生产。因此，更多的人会选择去做一个产前诊断。这种产前诊断不仅仅是针对遗传因子的检测，还包括对胎儿个体生长发育情况的检

查。比如，怀孕定期检查过程中用到的超声波检查，就是一种
广义上的产前诊断。

而目前，产前诊断只是泛指针对怀孕期间胎儿染色体和遗
传因子是否正常进行的产前遗传学检查。这种产前诊断是为了
让那些渴望有孩子的家庭做好必要的准备，以迎接即将出生的
小孩，保证小孩在出生之后能够健康茁壮地成长。如果提前发
现腹中的胎儿患有某种疾病，就可以提前考虑是否需要转院到
带有婴幼儿医院的产院，为孩子产后的治疗做好准备。但是，
也不排除出现父母双方因为胎儿发育异常，而放弃把孩子生下
来的情况。这种技术的初衷是让我们看到未来的希望，但实际
上，有些高龄产妇是怀着不安的心情去接受这种检查的。一旦
发现胎儿出现异常，就会出现有些人放弃胎儿的问题。

加藤：技术的革新和进步，让我们在孩子出生前就已经知
道很多关于他（她）的状况，正因为如此，当发现胎儿出现
问题的时候，孕妇就必须去面对一些艰难的抉择。

近都：对啊。虽然很多人在接受产前诊断前，已经做好了
心理准备，但是当得知胎儿异常的时候，也会陷入苦恼。为
此，日本妇产科协会对产前诊断的参加对象做了一定的限制，
仅面向高龄孕妇以及那些带有遗传病史的家庭。因此，这种检
查并不是所有人都可以做的，产院会对那些希望做新型产前诊
断和着床前筛选的人进行审核。这里提到的新型产前诊断是一
种非侵袭式的检查，我们通过采集孕妇的血液来分析血液中的
遗传因子，进而检查胎儿的染色体和遗传因子是否正常。

不同于一般的检查，我们还有一项着床前的诊断技术。这种着床前的遗传学诊断在以前主要是针对那些带有特定遗传病的家庭，而现在主要用于高龄妇女对胚胎移植的筛选。由于高龄妇女的卵子染色体异常的比例较高，这就容易导致很多受精卵无法用于胚胎移植。而目前对不孕不育的治疗，主要是利用目测的方式来观察和筛选看起来能够孕育婴儿的胚胎用于移植，所以也无法真正判断它的染色体是否正常。着床前的筛选就给我们提供了一个可以检测所有染色体的有效方式，它不仅能准确地区分出那些即使移植了也无法长大的胚胎，也可以防止不必要的流产。这项技术今后将会有进一步的发展，让我们拭目以待吧。

加藤：接下来，作为公司保健医生，您现在比较关注的技术有哪些？

近都：我目前比较关心的是，公司保健医生工作方式的改革与发展。目前，很多公司都在搞工作方式的改革，那是因为少子化和老龄化造成劳动力的减少。为了补充劳动缺口，很多行业大量引进信息技术和机器人技术，同时很多女性也进入职场。因此，我认为少子化和老龄化不只是带来挑战，也创造出新的机遇。

加藤：少子化和老龄化使日本劳动力人口逐年下降，对我们的社会来说是一个严重的危机，而您却认为"危机的背后隐藏着机遇"，那是为什么呢？

近都：首先，处理这场危机的关键在于开发出可以补充劳动力的技术。正是因为劳动力的不足，才促进我们去思考如何发展这方面的技术，这是那些不受人口减少困扰的国家所无法做到的。如果我们能在这方面做好创新的话，我们就能找到一个世界领先的解决方案来应对劳动力不足的问题。

作为一名临床医生和公司保健医生，我自然对医生工作方式的改革十分关注。我认为这项改革的目的就是解决目前医生不足和医生过劳的问题。具体来讲，医生不足主要体现在医生地域性分布不均以及诊疗科室偏科严重的问题上。虽然无法马上解决这些问题，但我们还是可以先从力所能及的方面入手，更具体地讲，就是改善医生的工作环境。要知道医生除了看病，还有很多其他需要处理的事，比如患者的转院手续和申请保险的材料处理，以及管理诊所等。看起来都是些芝麻小事，却很容易把人导致焦头烂额。特别是在那些缺少医生的地区，医生往往要自己去承担所有的事务，这就导致医生的压力很大。要是没人来帮忙的话，这些医生根本没时间去做其他事情。医生的本职工作就是看病，却要他们花大把的时间在事务上，这简直就是在浪费资源。这时候就需要Healtheeone 公司来帮忙了。

我们公司主要帮助医生处理那些无须医师执照的事务，这样就可以让医生把更多的时间放在患者身上，从而大幅缩短患者就医等待的时间，实现所谓的三分钟诊疗，这就是我们医改所追求的目标。

加藤：那您认为，在加速创新过程中我们需要关注哪些技术？

近都：最近，我一直在关注区块链这项技术。简单来说，区块链就是大家共用一个谁都不能篡改的公共账本。正因为它具备了难以篡改的特性，我们可以利用它来监督所有的使用者。但是这项技术刚刚问世不久，还存在着不少争议和负面新闻，不过我认为这是一项可以引领世界走向美好的新技术。特别是在医疗领域，它可以用于各大医疗机构记录和共享电子诊断记录、个人健康记录等医疗健康信息。同时，它也可以用于药品管理以及医疗从业人员的资格认定。

加藤：确实是，区块链的技术特点真的很适合医疗信息电子化保存的三大原则。

近都：区块链的本质就是，在没有中央管理员的条件下，确保全体系统参与者的信息准确性，同时保证这些信息不被篡改。为了降低支付给管理员的费用，减少安全风险，它鼓励所有参与者共同承担管理工作，大家一起努力向前发展。我认为要是我们能建好一个以健康为主轴的模型区块，不久我们很可能会迎来一个人人"拥有健康"的美好未来。

打个比方来说，现在我们所交的医疗保险只跟我们的收入挂钩，但是那些吸烟和肥胖的人跟不吸烟、不肥胖的人相比，他们的患病风险和未来可能需要的医疗费都大不相同。虽然吸不吸烟是每个人的自由，但是我认为应该给那些疾病风险相对较低的不吸烟者一定的政策鼓励。就像买汽车保险一样，如果出了事故，你的保险金额就要相应增加。如果真的能做到这

样，那么国民医疗的整体费用就会减少，同时健康人口的总数
也会增加。

　　如果我们能处理好这些问题，就能打造一个全新的未来。
为了早日实现这一目标，我愿意化身为时代齿轮的一部分来贡
献自己的力量。

12 / 充分利用包括智能隐形眼镜以及智能软件在内的新科技服务医疗

日本庆应义塾大学眼科学教师特任讲师　小桥英长

2006 年毕业于日本杏林大学医学部。曾就职于日本北里大学眼科，之后去美国哈佛大学斯格本斯眼科研究所留学。现任日本庆应义塾大学眼科学教师特任讲师。主攻角膜、屈光矫正手术、隐形眼镜以及医疗物联网等方面，致力于医疗新兴技术的产业化。

加藤： 这几年随着科技的发展，眼科领域也发生了翻天覆地的变化。小桥医生觉得哪些方面值得我们关注呢？

小桥： 是啊，这几年出现了很多新的科技。智能手机开始普及，运用到传感器技术和人工智能的机械学方面也取得了突飞猛进的发展。我觉得他们的共同点都是涉及网络化，而且会紧随时代的发展加速成长。我个人认为，物联网这项技术真的很适用于眼科领域。举个例子来讲，2018 年美国谷歌集团旗下的 Verily Life Science 公司就在《自然生物医学工程》杂志上，发表了一篇关于利用眼底照片来预测心血管疾病风险因素的论文。

在这样的大背景下，我们来看看我的老本行，智能隐形眼镜以及近视方面的变化和发展。大家都知道，传统意义上的隐形眼镜是用于近视、远视、散光等屈光不正患者矫正视力的医疗器械。而今非昔比，通过改良隐形眼镜材料和融合小型省电的生物传感器，我们已经开发出可以用来测量眼球的生物特征以及眼泪中生物标记物的新型隐形眼镜。我们把这种配备有穿戴式设备的隐形眼镜称为智能隐形眼镜。

这种智能隐形眼镜已经具备了各种各样的功能，其中一个很好的例子就是用来推测血糖。2008 年一款由美国华盛顿大学巴芭克·帕维兹（Babak Parviz）领衔研究，与谷歌联合开发的，用于测量眼泪中葡萄糖含量的智能隐形眼镜已经问世。该隐形眼镜只需 1 秒就可以测出眼泪中的葡萄糖含量，同时具备自动报警功能。当使用者出现低血糖或高血糖的时候，它会通过一个小型 LED 灯触发外部终端机发出警报。在构造上，这种镜片是由两枚薄镜片贴在一起组成的，别看只有 1 厘米厚，不仅安装了可以测量眼泪中葡萄糖含量的小型传感器以及 LED 灯，还带有无线发射器和电源管理用的小型芯片。所有的东西就像包在一个胶囊里面那样，夹在两枚镜片中间。虽然眼泪中葡萄糖值与血糖值之间存在关联性，但是要利用这种关联性去推测血糖值还是存在一定难度的，因为眼泪中的葡萄糖含量比血液中的葡萄糖含量低很多，大约是血液中的葡萄糖含量的 1/50 ~ 1/30。如果我们想要从少量眼泪中预测血糖值，就必须开发出高灵敏度传感器。目前已经制造出测量精度达到 1.8 克朗的针式传感器用于预测眼泪中的血糖值。

2010 年瑞士 ST 微电子学公司和 Sensimed 公司联合开发出

一款利用测量眼内压来对青光眼进行诊断的智能隐形眼镜。它是由两个部分组成的：携带有内藏式微机电系统压力传感器和具备无线通信功能的隐形眼镜，以及可以挂在脖子上的小型接收器。隐形眼镜部分带有天线、微信号处理器和射频发射器，同时利用接收的电波来控制电源的开关。这样我们就可以对患者眼内压波动情况进行全天候的跟踪测量，然后针对不同患者进行相应的眼压管理，由此希望避免由青光眼导致的失明。2016 年这项技术已经取得了 FDA 的认证，而且日本的一些隐形眼镜公司也拿到了售卖许可。但是，它的销售还存在诸多的难题，比如附属品繁多，测量单位未使用眼压测量的标准单位毫米汞柱（mmHg），而且价格昂贵，一只镜片就高达 5000 欧元。

除此之外，2016 年索尼公司也开发了一款新型智能隐形眼镜，并申请了专利。他们把小型照相机嵌入镜片并搭载了存储器、影像传感器、摄像镜头和无线通信零件。这给这款眼镜增添了不少功能，比如瞬间关闭快门、变焦和调节光圈及对焦操作。同时，这款智能隐形眼镜还拥有针对眼球抖动的防抖补偿功能。你可以体验到单眼相机和你的眼球融为一体的奇妙感受。而且，它的自动对焦功能也给老花眼的治疗带来了希望。

加藤： 是啊，具备各种功能的智能隐形眼镜相继问世。那么小桥医生，您认为现在您所关注的"近视"方向将有什么样的新动态呢？这可是眼科领域从古至今一直延续下来的课题。

小桥： 确实是这样，近视一直是眼科领域的一大难题。根据 2010 年世界卫生组织（WHO）的报告显示，目前超过 50% 的失明是由白内障引起的，而且主要发生在发展中国家。在一些新兴国家以及发展中国家，很多人往往受到生活习惯病的困扰，但是我认为到2030年，疾病将可能不再存在地域差异性，不管在哪个国家，造成失明的主要原因将是由青光眼、老年性黄斑变性、糖尿病网膜炎和近视共同引起的。

在过去的50年里，以东亚地区为主的近视发病率不断激增。据测算，从现在开始到2050年，全世界近视患者将超过47.58亿人，而其中的9亿人将会是重度近视患者，占到世界总人口的10%。

因为重度近视患者常常患有青光眼、视网膜脱落以及白内障等并发症，所以我们不能对重度近视掉以轻心。如果我们能够抑制近视的恶化，就能避免那些人将来失明。目前，用于抑制近视恶化的有效疗法，主要是使用低浓度的阿托品眼药水以及角膜塑形术。但是，这些治疗方法无法根治近视，在治疗中止后，患者都会出现不少的病状反弹和其他并发症。

针对近视，中国已经投入了大量的国家预算进行研究，希望能够预防近视以及由近视引发的眼科疾病。日本也在进行抑制近视恶化的相关研究。比如，日本庆应义塾大学的鸟居教授就发现，太阳光中的蓝紫色光可以抑制近视的恶化。

此外，最近市面上也出现了与近视相关的智能软件。新加坡的Plano公司就在销售一款可以用于远程管理和监视智能手机使用状况（2018年4月在日本还无法使用这款软件）的智能软件。他们希望家长利用这款软件，掌握孩子在使用手机时眼睛和手机之间的距离以及体态姿势，进而预防近视的发生和恶化。我觉得今后市面上会出现更多这类与近视相关的软件。

美国和英国已经在论文中披露了近视治疗和诊断用的软件的临床试验和研究数据。同时一些可以用于患者辅助治疗以及医生辅助诊断的新型工具，已经取得 FDA 的认证，并实现商业化应用。以我国为例，医用软件已经成为日本药机法所认可的采购对象，对此类软件的开发正处于热潮中。今后我们急需解决的问题，是构建这类诊断和治疗用软件的临床数据，以及减少费用和增强效果。

以上我们谈到了眼科领域技术发展的现状以及其未来的前景。得益于技术革命，我认为我们会以比现在要快的发展速度达到 2030 年医疗所需的条件和环境。为了早点实现这个目标，我们要尽快理解和掌握新技术的特点，让这些技术成为医疗发展的助力。为了适应医疗以及相关产业的发展变化，我认为今后医生的存在形式和工作方式也会出现多元化发展。一直以来，医生的工作只是承担临床、研究以及教育方面的责任，但这远远不够。我认为医生还要学会实现医疗构想的产业化，并且在医疗领域长期招揽创新型人才。

13 在治疗效果大幅改善的基础上，脑血管疾病治疗的重心将转向以预防为主的应对方针

Quadlytics 株式会社董事长，脑神经外科医生　小林纪方

2000 年毕业于日本神户大学医学部。曾就职于秋田县立脑血管研究中心、东京慈惠会医科大学以及日本国立血循环疾病研究中心。2016 年取得工商管理学硕士学位（MBA），并于 2018 年 2 月成立 Quadlytics 株式会社（共同创业），就任董事长一职。

　　加藤：小林医生，您一直致力于脑血管疾病的治疗，请您向我们介绍一下，这几年脑血管疾病治疗方面有什么样的变化？

　　小林：作为一名脑神经外科医生，在过去的 17 年间我一直从事脑血管疾病的诊疗工作。特别是最近 10 年，随着血栓溶解药的问世以及医疗器械等方面的发展，脑血管疾病的治疗取得了巨大的进步，特别是在急性脑梗死方面的治疗。其中，在脑血管疾病治疗方面，进步最快的要数脑血管内的治疗。

　　脑血管内的治疗主要用于治疗脑动脉瘤，但是近些年来人们发现，这种治疗方法在急性脑血栓治疗上的表现更为引人注

目。我们都知道主动脉是人体中最粗的血管，主要功能是给大脑输送营养和氧气，而它的堵塞往往会引发诸如卧床不起等严重的后遗症。2000 年，我刚成为研修医生，因为还没有可以针对主动脉堵塞的手术，所以很多主动脉堵塞的患者都有严重的后遗症。然而到了 2010 年，日本开始批准使用的溶解血栓的特效药组织型纤溶酶原激活剂（tPA），以及支架型血栓回收设备的问世，彻底改变了这一现状。很多原本需要多年卧病在床的患者，经过一个星期的住院治疗，就能出院自己走路回家。

加藤：这是多么惊人的进步啊。那您认为从现在到 2030 年这段时间也会出现这样的大变革吗？

小林：我认为这个可能性很大。比如说，目前由于操作性能的局限性，在脑血管内的治疗中，导管还无法到达目标血管。今后，我们可以通过操作屏幕控制杆来进行血管内的治疗，这种疗法跟目前的心脏疗法相类似。据说这种治疗法的开发初衷，就是用于脑血管内的治疗，结果首先用在了心脏导管治疗的临床试验上，并实现了商业化。我觉得我们真的要感谢治疗机器等技术的发展，这才让我们有了更好的治疗成绩，同时延长了治疗的窗口期，使更多的患者得到救治。

以上我们聊到了脑血管疾病治疗方面的进步，其实脑血管疾病对死亡的影响也在随着时代的变化而变化。脑血管疾病一度是疾病中造成人类死亡的第一杀手，直到 1981 年才被恶性肿瘤取代，退居第二位，而到了 1985 年随着患有心脏疾病的人的增加，又变成了第三位。到了2011年，由于患有肺炎而死亡人数的增加，脑血管疾病又下滑到第四位。虽然引发死亡的重度脑中风人数在减少，但是脑血管疾病一直处于需要重点护理的疾病中的第一位，特别是在那些需要看护的重症患者中，脑血管疾病占了其中很大比例。这就意味着脑血管疾病已经是决定健康寿命和平均寿命差异的第一要素。

为此，我认为今后在脑梗死发生之后的再生治疗和康复方面，我们要根据每个患者的具体情况，制订出符合个人情况的康复方案。对于再生治疗来讲，长神经细胞的再生是很难的，但是近几年的研究发现它有再生的可能性，所以我认为到2030年，脑血管疾病患者因脑血管疾病而缺失的部分机能能够得到恢复。而用于康复支援的机器人，虽然距离应用还有段时间，而且存在着诸如安装时间长等问题，但是我觉得随着技术的革新，这类机器人会取得令人刮目相看的发展，我们也会迎来一个为每位患者量身定制机器人的新时代。

加藤：要降低脑神经疾病的发生概率，我们是否需要改变治疗的重心呢？

小林：脑梗死治疗的成绩确实变好了，现在要开始考虑如何预防脑梗死的发生。最近一年，通过参加在家医疗的活动，我认识到高龄老人生活中最重要的两个部分，就是移动和饮食。在移动方面，除了有移动障碍的患者之外，老年人应该多走走路去他们想去的地方，同时在饮食方面，尽量吃自己想要吃的健康食品。这两点非常重要。要知道，那些包括卧床不起在内的移动受限患者往往会与阿尔茨海默病患者联系在一起，而家人和看护人员会因为害怕这类患者走失而限制其活动。

在饮食方面，为了预防老人将食物呛入气管，家人和看护人员往往会给他们喂食混有治疗药物的糊状食品。这种吃法会令人不快，而且长期如此又会造成营养和能量的不足，进而引发胃萎缩，最后造成很多老人只能通过鼻胃管灌食来摄取营养。即便我们已经在糊状食品的味道上下了很多功夫，但是说实话没人会觉得这东西好吃。

由此看出，预防脑梗死的发生是多么的重要。要想做到预防，我们就要及时治疗那些可能引发脑梗死的疾病，比如高血压、糖尿病以及高血脂。这些疾病又都与日常的饮食习惯息息相关，所以我们要严格把控糖分、脂肪和盐分的摄取量。在控制饮食的基础上，改正一些不良的生活习惯，比如抽烟和酗酒。就拿糖尿病来讲，通常的治疗方法是药物治疗和运动相结合，但是在家治疗的糖尿病患者又多为老年人，在这种情况下，年轻时的运动习惯就起到了很大的作用。以前常听康复治疗的主治医生讲，年轻时候我们要多"储备肌肉"，这非常非常重要。打个简单的比方，为了老了之后有钱花，我们年轻的时候就要多存钱，同样，为了保证老的时候我们还能够移动，大家就需要多"储备肌肉"。不过"储备肌肉"跟存钱不太一样，不会有像中彩票一样的一夜暴富，需要日积月累地锻炼。因此，为了可以尽量多地走路，我已经放弃开车上班，转而选择乘坐地铁和公共汽车。如果时间允许的话，我还会多步行两三站的距离，而且在地铁站内我尽量不坐手扶梯，而是多爬楼梯。

加藤：看来年轻时候养成好的生活习惯，是预防脑神经疾病发生的重要方法。

小林：是啊。有些人每天一包烟，又有高血压，长此以往，突然某天在工作中脑出血并送进医院抢救，这种例子真的是数不胜数。在我看来，今后医疗的发展方向不是"解决问题"，而是去指导大家如何维持健康的生活状态。

为此，我辞去了医院的工作，和大学的研究人员共同创办了 Quadlytics 株式会社。我们的业务方向不仅涵盖我之前主治的脑梗死疾病，还包括癫痫、睡眠时无呼吸、中暑、痴呆以及抑郁等引起巨大社会问题的疾病。我们希望能通过由机器学习所驱使的技术来进行疾病发作的预知和筛选模拟，从而解决这些疾病的相关问题。

11 软件作为未来治疗的新处方，将加
入药物和手术治疗的行列中去

Care up 株式会社董事长，呼吸内科医生　佐竹晃太

毕业于日本庆应义塾大学医学院，曾就职于日本红十字设医疗中心，从事呼吸道疾病的诊疗。曾先后在中国上海的中欧国际工商学院（CEIBS）和美国的约翰斯·霍普金斯大学研究生院留学。留美期间主要研究医疗情报科学，并于2014年创立了 Care up 株式会社。

加藤： 今天我们有幸请到佐竹医生，我们知道，您基于自己的研究数据，开发出一款具有治疗效果的软件。那么，您认为医疗软件领域到2030年将会有什么样的变化？

佐竹： 展望2030年，我认为面向医疗现场的软件将出现飞跃性的发展。目前，我们株式会社的服务就是把智能手机软件作为诊疗行为的一部分提供给医疗现场。在我看来，这种软件的投入使用，迈出了医疗现场软件应用的第一步。

你可以想象一下，在未来的5～10年里，当物联网设备与软件很好地相结合时，我们只使用手机就能完成很多事情，比如使用人工智能进行问诊和图像诊断。而10年以后，软件也能完成很多当下只有人才能办到的事情，比如手术、内窥镜的使用以及我的老本行——呼吸道的气管支镜之类的工作。而目前软件只能完成一些简单的抽血和皮肤活检等工作以及阑尾炎手术之类的工作。我认为开发新的软件用于未来的手术治疗是非常必要的。因为对于手术的手法，往往会因为医生的熟练程度而有所不同，这就造成了治疗效果上的偏差，也会使每个医生力所能及的范围大有不同。但是，以后通过结合应用硬件和软件，我们就可能开发出全自动的具有完美手法的手术技术。

这样，我们就能减少目前存在的地区间的医疗差距。比如，有些手术原本只能在一些城市完成，要是能够实现手术的自动化，那么只要有搭载硬件和软件的机械，我们就可以在世界任何地方完成同样的手术，而且手术质量都能得到保证。虽然开发这种硬件和软件的成本很高，但是随着时代的发展，开发费用也会随之降低，最后我们可能会实现自动化的手术价格低于人工手术的成本。这样，医疗费用的定价也会更合适。

加藤： 看来未来会将把硬件和软件相结合充分用于医疗行业。您现在致力于治疗软件的开发，能介绍一下您为什么最后会选择从事这方面的工作呢？

佐竹： 从事治疗软件的开发，是缘于我之前的一段经历。我曾经在中国上海的中欧国际工商学院留学，取得了 MBA 学位，然后到美国的约翰斯·霍普金斯大学留学，从事医疗信息学方面的研究。对于医疗信息学，大家应该都比较陌生。它主要是针对信息技术引入医疗现场后所引发的现象进行学术评价。比如说，在约翰斯·霍普金斯大学留学期间，我的导师就让我去调查美国 WellDoc 公司开发的糖尿病治疗软件。在这个过程中，我看到有一篇论文报道说，使用了该软件的患者的糖化血红蛋白（HbAlc）值（显示糖尿病程度的指标）会比没有使用时下降了 1.2。这让我非常惊讶，因为即便是使用药物治疗，HbAlc 值通常只下降 0.9 左右，也就是说使用这个软件会比口服药物更有效果。

正因如此，美国率先将软件应用到医疗现场。而且有些软件还对生活习惯病和精神疾病具有治疗作用。当时，我觉得我们国家还没有人意识到这种治疗软件的存在，这种危机感促使我在回国之后，马上成立了 Care up 株式会社，开始研发这类治疗软件。目前，我已经开发出治疗尼古丁依赖症的"Cure App 戒烟"软件和治疗由生活习惯病所造成的非酒精性脂肪肝炎（NASH）的"Cure App 脂肪肝"软件。而且这些软件已经通过国家审批，并从 2017 年 10 月开始在日本庆应义塾大学医学院和东京大学医学院附属医院进行相关的临床试验。

加藤：在临床试验过程中，当你们把治疗软件当作实际的处方开给患者时，患者都有什么样的反应？

佐竹：恐怕是好像摆了一碗味噌汤在面前的感觉，比如戒烟的治疗软件就大受好评，维持着很高的利用率和持续利用率。很多原来一直尝试戒烟却没有成功的人也表示"每天都想用这款软件""这款软件就是我想要的"。我们这款软件的治疗对象是尼古丁依赖症患者。通常,尼古丁依赖症的治疗主要是通过定期诊疗和使用药物干预。很多人戒烟的理由多是本人想要戒烟,或者由于家庭环境的改变不得不戒烟。但是,正像"依赖症"字面上所表述的那样,在没有任何戒烟支持的情况下,戒烟的成功率不会超过 5%。

尼古丁的依赖性主要包括身体依赖和心理依赖两个方面。身体上的依赖可以通过药物来抑制,但是想要克服心理上的依赖,不是单纯依靠忍耐所能克服的。戒烟者要通过学习正确的知识,实现在没有吸烟时也能够养成悠闲的生活习惯来摆脱心理依赖。这时候就需要有专业的支持。但是,医生对戒烟者的诊断时间通常是非常有限的,而且两次就诊的时间间隔(空白时间)通常有 2 个星期到 1 个月,也就是说我们对戒烟的支持存在着很大的不足,大部分工作或在家的时间都要戒烟者独自面对戒烟。

"Cure App 戒烟"软件就是在戒烟者独自面对戒烟的时候支持他们,改善他们的生活习惯。也就是说,戒烟者不再是一个人与戒烟单打独斗,而是在软件的帮助下,有意识性地克服心理依赖。

加藤:那这款治疗软件主要适合哪些年龄层的人戒烟?

佐竹:因为这是软件,本来更适合熟悉电子产品的 20 岁的年轻人使用,而实际上,相比于 20 岁和 30 岁的年龄层,40 岁和 50 岁年龄层的人使用率更高。也就是说,虽然20岁的年轻人对电子产品的熟悉度较高，但是高龄者的医疗需求更为紧迫。但这并不代表使用这款软件的最佳人群是40～50岁的人。只是我们在刚开始做这个软件的时候，考虑到40～50岁的人对医疗软件的需求度较大。当我们向40～50岁年龄层的人普及这个软件之后，我们还会向更高年龄层的人推广我们的软件。

15　新技术的应用，为女性继续工作创造环境和条件

创建 Lacco 怀孕咨询室，日本淀川基督教医院妇产科　柴田绫子

毕业于日本名古屋大学情报文化学部。2006 年进入日本群马大学医学部的三年级。在冲绳县立中部病院开始初期的研修实习，2013 年开始在日本淀川基督教医院妇产科工作。妇产科医生，合著有《女性急救正在诊断》。

加藤：我想请您从妇产科医生的角度来聊聊 2030 年我国医疗的变化。您认为从怀孕到孩子出生的这个过程中，医疗现场的技术是否也能派上用场？

柴田：在我们国家，从怀孕到出生，孕妇共需要做大约 14 次产检。对于一名工作中的女性来讲，每次都要请假去做产检是件很麻烦的事。2015 年的调查问卷表明，大约有 60% 的女性在其怀孕之后会辞掉工作。我认为解决这一问题的一个重要方法就是实现在线产检，这样就能够帮助孕妇一直工作到孩子出生。如果孕妇能够通过家庭电话或者手机直接和妇产科医生进行通话咨询，同时给孕妇配备可以对胎儿状况进行检查的佩戴式装备，网上诊疗就能达到和去医院检查一样的效果，我们也就实现了在线产检。Melody International 公司开发了一

款利用终端设备检查胎儿的心跳和孕妇阵痛强度的机器。2018年，他们给那些患有妊娠糖尿病和妊娠高血压的孕妇配备了这种可佩戴式装备，这样，医生和管理营养师就能把握孕妇的情况，进行远程指导。我认为，几年之后我们会开始构建一个方便孕妇产检的系统，实现孕妇工作和产检不冲突。

加藤：对那些想要孩子却饱受不孕不育困扰的家庭来讲，现在有什么样的方法值得考虑呢？

柴田：你知道吗，我国每6个家庭中就有1个家庭受到不孕不育的困扰。我们一年间依靠体外受精出生的小孩大概有50000个。而不育不孕的治疗通常需要多次到医院进行采血，做荷尔蒙以及超声波的检查。相关机构的问卷调查显示，有50%的不育不孕者会为了治疗而辞去工作。

因此，有很多女性会担心公司的上司或周围的人知道自己在接受不孕不育的治疗。要是她们在家就能简单地对荷尔蒙和卵巢的状况进行检测的话，那么针对不孕不育的部分治疗就可以在家完成，患者就可以做到边工作边治疗。这不仅是对女性的一种莫大的支持，也有望成为日本降低少子化水平的对策之一。比如，Seem 公司通过向患者提供试剂盒和软件的方式，让患者在家就能对精子的活性进行检测。另外，Lifesakase 公司正在研发一款可以管理不育不孕检测结果以及就医记录的软件。

另外，Famione 公司利用 LINE 平台，让拥有不孕看护资格的护士和辅导员为不孕的夫妇提供所需的指导和帮助。同时，Emtiai 公司也开发出一款可以管理月经的软件，该软件能够对排卵日期进行预测，告知使用者受孕率最高的日期。我认为再过几年，我们就能够实现在家进行不育不孕的部分治疗。

加藤：现在部分地区已经推出了在线问诊和开处方的服务。要是能实现在线提供口服避孕药等药品的话，真的是一个便民的好措施。

柴田：确实是，口服避孕药可以用来减轻月经疼痛，以及治疗经前期综合征（PMS），还可以避孕。在国外，有些地方还允许女子冰上运动员服用口服避孕药来调节生理期，以错开重要的赛事日期。

但是，与欧美国家相比，我们口服避孕药的普及率太低了。在欧美国家的药店就能买到口服避孕药，而在我们这里，只有到专门的妇产科医疗机构开具处方证明之后才能购买，这也是造成口服避孕药低普及率的原因之一。

要知道，让年轻女性去妇产科就医是件非常困难的事，同时，我们也有许多女性朋友即使饱受月经痛和经前期综合征的困扰，也不会去妇科就诊。为此，我希望我们能通过线上诊疗，向女性朋友提供口服避孕药，同时通过 Message 或 SNS（社交网络软件）的方式解答她们在使用口服避孕药中遇到的问题。现在虽然也有少量在线诊疗可以为女性提供口服避孕药的服务，但是我认为今后可以采用物联网技术来解决使用口服避孕药后出现的问题以及疗程安排，这样就能大大提高在线诊疗的安全性。

加藤：您所介绍的这些方面，通常是大家都难以启齿的问题。

柴田：对啊。我们发现没有性生活的夫妻也在不断地增加，这也进一步加剧了少子化。即便如此，在实际中可以提供专业咨询的窗口还是太少，而且到了诊所，患者需要很大的勇气和医生面对面地讨论这方面的问题，这也是让很多人苦不堪言的原因之一。我认为可以通过在线匿名的诊疗和咨询的方式，来讨论和咨询这类令人难以启齿的性问题，从而减少没有性生活的夫妻数量。

加藤：您好像也在努力解决这些方面的问题。

柴田：是的，我从去年开始利用 LINE 的 Messaging API（通称 LINE BOT），创建了"Lacco 怀孕咨询室"，来为大家提供有关妊娠和性方面的知识。我们的义务教育缺少对性教育的关注。2015 年厚生劳动省的调查表明，意外怀孕后人工堕胎的数量，1 年就达到 17 万例。另外，据 2016 年厚生劳动省的调查显示，衣原体感染者就有 25000 人，而到 2017 年 12 月，梅毒患者人数就达到 5534 人。性感染在年轻人中的蔓延已经成为一个值得关注的社会问题。

虽然网络上充斥着各种与性、妊娠和性感染方面有关的信息，但是普通人很难辨别信息的准确与否。正是如此，我才在 LINE 上开通了网上聊天服务，提供健康和医疗方面的咨询。在这个过程中，我深刻认识到现在的年轻人真的需要这方面的知识。另外，我还在 LINE 上测试了可以和妇产科医生以及助产师交流的"妇产科在线"平台。

2018 年 3 月，厚生劳动省进行了一系列针对自杀的宣传活动，他们在 LINE 上开设了在线交流平台，当月就完成了 10129 件咨询。其中，有一大半咨询对象是 20 岁以下的年轻人。我觉得我们今后有必要去构建一个可以利用信息通信技术向年轻人提供正确信息的系统。

加藤：随着这些新技术的普及，您觉得今后我们应该要解决什么样的问题？

柴田：我们有很多女性在妊娠、生孩子和不孕不育的治疗方面，很难与工作做到同步协调，这就造成很多女性怀孕后放弃工作的局面。然而，女性劳动力又在逐年增加，比如现在就有 2800 万名女性工作者。因此，近年来兴起的"健康经营"的理念也开始关注对女性的支援。

我认为，今后新的技术和服务的产生和发展，会为女性继续工作创造条件。在妇产科就医难方面，很多人或者因为不好意思去医院就诊，或者一直忍耐着不去医院就医。所以，我认为新的技术和服务就是要解决这些人的烦恼。

16 诊所将成为未来保健教育的基地，迫切要求医生具备较大的影响力

医疗法人社团 Naise 理事长，Medical Fitness Laboratory 株式会社董事长，儿科医生　白冈亮平

毕业于日本庆应义塾大学医学院，担任过医师，设立医疗法人社团 Naise，运营以儿科和内科为中心的六个主要方向的诊所。同时，设立了 Medical Fitness Laboratory 株式会社，提供自我医疗（self-medication）对策。

加藤：作为一名儿科医生，您对 2030 年的医疗是怎么看的？

白冈：我觉得 2030 年儿科医生将会有更多的职能和更大的责任。在我国，由生活习惯所引起的三大疾病（包括恶性肿瘤和上皮内新生物的肿瘤、心脏疾病、脑血管疾病）所造成的死亡占了每年因其他疾病死亡的大部分，而且为了治疗这些疾病，我们每年都要投入大量的医疗费。我认为这些疾病是完全可以预防的，因为它们的发生是与我们的日常生活习惯息息相关的。

虽然很多医生已经注意到了这个问题，但是实际中出现生活习惯病的人群主要集中于 40 岁以上的年龄层，他们早已形

成固定的生活模式，想要让他们突然改变自己的生活方式是非常困难的。从现在开始试着去改变这些已经或即将患有生活习惯病的人的生活方式固然重要，但是这终归是低效的方法。

那么从生活方式还没有固定化的孩子抓起就显得十分重要。这就需要那些守护儿童健康的家庭医生和儿科医生努力了。

加藤：也就是说慢性疾病的治疗本身会花费大量的医疗费，所以我们要更加重视初期保健的作用。

白冈：我认为对于那些守护儿童健康的儿科医师来说，他们不仅要担负儿童疾病的诊疗，还要预防儿童在长大成人后患上比较容易发生的疾病，教会他们如何健康地成长。

也就是说，儿科诊所不仅要提供治疗，还要负责预防工作，简而言之就是成为健康教育的场所，从而降低儿童在长大成人后患慢性病的概率。医疗机构，特别是在我们身边与自己健康密切相关的诊所，要从治疗场所转变为健康教育的基地。而医生的职责也要从疾病治疗转为疾病预防。

加藤：与那些在先进医疗条件下追求高技术水平的医生有所不同，您认为保健教育基地的医生应该具备哪些方面的素质？

白冈：我认为，这种与我们健康密切相关的保健教育从治疗层面转向教育层面，对医生的技能会提出不一样的要求。我认为最重要的技能就是有改变人心的能力，进而去改变人的行为。很多人都注意到了各种技术的革新，使机器可以比人更加有效地提供医学知识，而且在诊断方面做出更为准确的判断。可是，我认为要把这些知识和信息真正传递到人的心里，改变人的行动，还是需要人的力量。

我认为值得信赖、真的替患者考虑、能缓解患者的不安都是医生行医所应具备的重要素质。所以，医生在做到这些的同时，还要着眼于自己的人性，让自己说出来的话更具有感染力。

加藤：目前对医生的主流评价通常是要考察医生的知识和技术储备是否合格。但是，医生具备什么样的知识和技术储备，才能真正值得信赖，是很难判断的。

白冈：是啊。我认为我们会迎来一个不单单要求医生具备专业的医学知识和丰富的医学经验，还要求他们拥有令患者和当地人信赖的"大影响力"的新时代。也就是说，医生不仅要懂得医学知识，还要对各个领域充满兴趣，博学多才。医生不再单纯只是了解医学和人体构造，而是要成为能够理解人心的综合性专业人才。

语言是很重要的，它拥有穿透人心，改变人的行动的魔力。因此，语言的专业性要求对于医疗人员来讲是必需的，只有达到一定水平，他们才可能真正成为综合性的健康专家。

加藤：最后请您用简短的一句话来描述一下 2030 年的医疗。

白冈：随着各种技术的不断革新，诊断和治疗的成绩都得到了提升。同样，信息技术的引入使医疗现场的精度和效率也得到了提高。对于我们这些医生来说，在技术革新之后，我们就要不断地提高工作效率。而且当机器能办到的事情越来越多之后，医生则更需要去做那些只有人才能做的医疗工作。

随着新的技术不断被引入医疗，我们可以挽救更多的生命，同时提高患者生活的品质，并且技术也进一步解放了医生的双手，实现更为有效的医疗。但目前，医疗信息技术的应用还落后于其他技术，所以医生需要更加积极地理解和导入医疗信息技术，创造条件，发挥它的功能，这样才会给更多的患者带来福音。如果我们能够在有效地管理信息安全的基础上，实现医疗信息以及与医疗现场相关的信息顺畅共享的话，医生就可以把更多的时间放在患者身上，了解他们的病情，安抚他们的不安情绪。

概括地讲就是，2030 年的医疗将会出现医疗信息的高效共享，并且实现与医疗现场相关的信息和手术的机械化管理。所以，我认为未来患者将会更加渴求医生具有较强的沟通能力和影响力。

17 采用新技术，让我们的健康护理改革从保育园开始

Connected Industries 株式会社董事长，妇产科医生　园田正树

毕业于日本佐贺大学医学部，妇产科医生（东京大学妇产科教研室），Connected Industries 株式会社董事长。曾攻读东京大学研究生院医学系研究科生殖、发育、老年人医学专业（现在在公众卫生学教研室）。日本妇产科学会未来委员会青年委员。

加藤：园田先生，您既是妇产科医生，也在从事病儿保育方面的工作。从您的角度出发，您认为 2030 年的医疗会发生什么样的变化？

园田：我认为到 2030 年，可预防性的疾病在世界范围内变得可控，而且根据每个人的健康风险评估来提供相应的医疗服务会成为主流。

在妇产科领域，我们有一种疾病是可以预防的，那就是宫颈癌。我们都知道宫颈癌是由人乳头瘤病毒（Human Papilloma Virus，HPV）造成的。我们已经开发出了预防 HPV 感染的疫苗，同时 HPV 在感染之后到转化为癌症之前的一段时间是可以通过"宫颈癌检查"来发现的，然后进行癌前治

疗。通过注射疫苗同时结合检查和癌前治疗，我们完全可以预防这种癌症的发生并做到早发现早治疗，使这种癌症变得可控。在美国，宫颈癌检查的受诊率达到了 81%，而日本的受诊率偏低，大约只有美国的一半，仅为 42%。这种宫颈癌检查需要将刷子插入阴道，采取子宫口附近的细胞用于检查，整个流程大概需要 1 分钟左右。当然，为了减少病人在检查中的身体和心理的负担，妇产科医生在做检查时都会小心翼翼。毕竟这种检查令人不舒服，所以我们会根据个人的健康风险评估来改变检查的频度。或许到 2030 年，根据每个人的不同情况为他们量身定制相应的检查计划，会成为理所当然的一件事。

加藤：如果要实现医生您所描绘的未来，现在我们需要在哪些方面多做努力？

园田：2017 年，我开始创办自己的公司，主要提供"病儿保育的信息通信技术化和网络化"方面的服务。目前我把 80% 的精力放在公司的业务上，而把剩下的 20% 的精力放在临床上。5 年前在成为妇产科医生的时候，我就在思考我能做点什么来支持我们的职业女性和解决少子化问题。为此我下定决心要从事支援职业女性和育儿方面的工作。

之前，听妇产科一位女同事讲，她在生完孩子之后，既不能把孩子送到保育园，又没时间照看孩子。这时我就有了一个大胆的想法，就是在医院内建立一所"院内保育园"。为了实现这一方案，我邀请了大约 30 位妈妈来参加听证会，让大家各抒己见，在此过程中，我发现大家都在反映病儿保育困难的问题，有的人说"我已经放弃了病儿保育"，也有的人说"总是满员"，还有的人抱怨"电话也总是预约不上"等。一个刚生完第三胎的母亲就说："孩子一旦生病，请假的次数就会增多，职场对你的评价也会跟着降低，然后还把你调到工资较低的部门，最糟糕的是你对工作也失去干劲，最后只能辞掉工作。"听到这些话，我真的很生气，不就是孩子得了感冒之类的小毛病，结果严重到要辞掉工作，出现这种社会现象真的很奇怪。

我从小孩的监护人那里了解到病儿保育确实存在很多问题。我觉得我们可以通过信息通信技术和网络化来解决这些问题。具体做法就是将病儿保育室内的入住情况进行可视化管理，让监护人可以把握设施的利用情况，然后根据自己小孩的疾病症状选择对应的房间。这个系统刚开始是由大川先生（病儿保育室"兔子的妈妈"）和荒井先生（儿童医疗站）牵头，在众多医生、保育士、看护师的共同努力下完成的。另外，日本病儿保育园的利用率也很低，平均只有 35%，所以我认为也要借助一些工具来解决这个问题。要是病儿保育的问题能够得到有效的改善，就能为女性工作和育儿提供有效的支持，我希望将来能从保育园开始改革我们的健康护理。

加藤：您能介绍一下"从保育园开始改革我们的健康护理"这个理念吗？

园田：首先，就像我之前所提到的 HPV 疫苗的接种和子宫颈癌的检测存在普及率偏低的问题。如果我只是一直待在医

院里当妇产科医生，那么我是无法解决这个问题的。因为真正
需要这些信息的人，他们根本不会来医院。要是他们不来，那
只能我走出医院向他们宣传。比如，去当地的企业和学校等场
所去做演讲的话，宣传效果会不错。不过我觉得假如我能去保
育园之类的地方做这种宣传的话，宣传效果可能会更好。因为
大家都会认为"父母应该成为家庭的保健医生"。公司里所谓
的保健医生，就是对企业的从业人员进行健康管理，根据从业
人员存在的健康问题，对劳动环境进行专业的指导，并给出意
见或建议。

　　我还不知道要怎么去形容家庭的保健医生，但是我们更容
易理解母亲在家庭生活中所扮演的角色。母亲每天要做饭，协
调大家的日常生活，维护家庭成员的健康，倾听家庭成员的烦
恼，并支持家庭里每一个人的决定。我认为如果能够提升母亲
的健康素养，那么就能改变家庭中其他成员的行为，向家庭中
的每个成员传递正能量。当然，父亲所要扮演的角色也是很重
要的。虽然夫妻共同承担育儿、家事及家庭保健医的责任，将
成为 2030 年社会中理所当然的一件事，但是我还是希望"全家
人"能够共同关注育儿过程中的精神健康以及孩子的问题。

　　我们 Connected Industries 株式会社名字的寓意就是不分老
少，与包括医疗工作者、工程师、数据科学家等在内的人共同
推动改革。

　　加藤：原来如此。那么为了让"父母成为家庭的保健医
生"，您今后会做什么样的尝试呢？

园田：在这种情况下，我们可以借助数字信息系统和技术的力量。具体讲，就是通过推广人工智能、物联网技术以及大数据的应用来提高医疗品质和医生效率。

比如，日本早稻田大学正在开发一套可以在没有医生的情况下也能进行 B 超检查，实现远程产检的医疗器械。这样，我们就能解决一些地方缺少妇产科医生的问题。今后，丈夫可以一边工作一边参与妻子的产检，也可以在任何时间用手机查看胎儿的四维彩超结果。我希望当跨入各种数据在线共享的时代时，母亲和父亲能够共同见证孩子从怀孕到出生的全过程，以此预防产妇产后抑郁和虐待儿童等行为的发生。

另外，人工智能技术也可以用于支援诊疗工作。人工智能技术不仅能提高医生的工作效率，而且会成为医生的"最佳伴侣"，不管是患者还是健康的人，人工智能只需查看个人状况（数据）就可以给医生提供适当的选项提示。例如，丈夫可以通过人工智能扬声器和人工智能摄像机来捕捉妻子看手机时的表情，收集和分析妻子产后的状况。当把妻子的状况信息发给丈夫的时候，发送的信息就不再单纯只有声音和图像，而是包括个人信息加工后的分析结果。人工智能技术把妻子的个人状况、地区以及社区等高度联系在一起。一想到会有这样的未来，就让人兴奋不已。我希望通过"医疗 + 保育 + 技术"的模式，把公司办好，为大家提供优质的服务和解决方案，给孩子和正在育儿的所有人带来幸福。

18 / 各器官专科诊疗室携手合作,创造 共同探索知识的未来

**日本东北大学研究生院医学系研究科行动医学助教,
消化内科医生　田中由佳里**

2006年毕业于日本新潟大学医学部。日本东北大学研究生院医学系研究科行动医学助教。医师、医学博士。从事压力与功能性消化系统疾病方面的研究和临床治疗。获日本东北大学校长奖,是日本 – 欧洲消化道病学会的新星。同时,她也致力于解决多学科间的合作问题。

加藤:作为一名医学研究者,您能介绍一下您现在的研究方向吗?

田中:我现在的研究课题是以由压力引起的腹痛、下泄或便秘等过敏性肠症候群为中心,做些消化道功能方面的临床研究。消化道疾病通常是用内窥镜来进行检查的,如果没有发现什么异常往往就会中止治疗,而功能性消化道疾病的发生是与脑神经和内分泌等密切相关的。

功能性消化道疾病患者通常很难跟别人讲清楚自己的病情,因为缺少可以简单检测的标记物,医生通常需要花很长的时间才能找出合适的治疗方式。由于这个原因,为了解决过敏

性肠症候群的难题，我们成立了一个多部门间共同合作的团队，简称"hackathon"（"肚子编码马拉松"）。在多个职种合作的基础上，我们采用设计思考的方法，提出了活用信息技术的解决方案。基于这个思路，我们根据过敏性肠症候群的诊断标准，开发了一套手机软件，使用者只需要通过问卷调查就可以知道是否患病。同时，通过和日本东北大学信息科学研究所进行跨专业合作，我们同样开发出可以在日常生活中测定自律神经活动的软件。这款软件已经通过日本东北大学研究生院医学系研究科伦理委员会的认证，并成为美国苹果公司研究工具箱里面的一款研究用软件。

当我刚开始担任消化内科医生的时候，我就梦想着能快点使用上内窥镜，那是因为它能让我在检查中发现消化道内隆起和红肿的部分。另外，我也注意到在使用大肠内窥镜进行腹痛检查的时候，有时也找不到任何异常。虽然在做消化道检查时，为了不给患者带来痛苦，我都十分注意我的手法，但是即便这样，还是会给患者带来不愉快的感受，而且疼痛程度因人而异。因此从那时候开始，我就在怀疑内窥镜所获得的二维图像可能无法完全捕捉到我们所需要的信息。

后来，我到日本东北大学攻读博士学位，研究过敏性肠症候群中肠与脑的相关性以及与压力有关的激素。在这期间，我从之前专门治疗消化道出血、肿瘤、肠梗塞、炎症性肠疾病的消化道内科，突然转到了需要大量脑功能和神经分泌方面知识的研究。这给我带来了一个可以和其他学科合作的机会。

　　临床上总是按照"诊疗科"来进行组织划分，具有相同专业知识的人自然会被划分在一起。但是，基础研究却不太一样，同一年龄段的人会聚在一起，互相弥补彼此的不足，做到共同努力和共同进步。这让我感受到了合作的快乐和重要，同时拓展了我的知识面。

　　加藤：您觉得现在的医疗存在什么样的问题？

　　田中：随着网络的普及，一般人也能简单地搜索到医学信息。但是搜索到的信息总是一大堆，还有很多人会被其中错误的信息所误导和迷惑。

　　也就是说，在这海量的信息中，选择可靠的信息，对于一般的非医疗工作者来说是件很困难的事。欧美国家为了突破语言的壁垒，都要求用英语撰写论文，这样一般人也能读懂。而在日本，一般人很少接触英文论文，只有通过专家的翻译和解释才有可能获得其中的信息，这就导致我们获得这类信息的机会很有限。为此，我们创建了一个名为"肚子黑客"的网站，专门用来介绍和解释与"肚子"相关的论文。

　　下面我们所面临的问题与我们之前所谈到的问题联系在了一起。你知道，有些疾病不是治疗单个器官的诊疗室所能应对的，但是我们又缺乏这种跨多个专业领域的人才，这就导致医生对很多患者无法对症下药。而这些非致命性的疾病让那些本来就繁忙的医生必须没完没了地照顾生活质量低下的患者。

　　今后我们医疗保险中个人负担的部分可能会越来越高，所以，我们需要有自我管理健康的能力。基于这点，我认为，在可穿戴型物联网感应器价格越来越低的情况下，我们有必要考虑把它与先进的生理学相融合，构建出新的领域。另外，随着基因解析等先进技术的发展，疾病诊断的方法可能会从单器官诊断的流行病学基础转变成多器官间关联的分子生物学诊断。要真的是这样的话，医生不仅要了解自己所从事的单个器官治疗方面的专业知识，还要多去理解多器官方面的知识。

加藤： 为了紧跟技术的发展潮流，越来越多的知识和技能是医生不得不学的。

田中： 近年来，我深刻感受到医学在人工智能和物联网等技术革新的牵引下所得到的巨大发展。得益于基因测序技术的进步，我们能够在短时间内获得大量的信息。这种文本数据将成为人工智能等技术促进医疗事业效率化法的强有力的工具。我预计到 2030 年左右将迎来人工智能的成熟期，届时，单纯的诊断将全部由人工智能来完成。

但是，目前人工智能还无法实现多领域融合后的艺术性思考。过去，很多科学家，比如伽利略，他们在研究科学的同时，也在钻研哲学。这也是他们能够具有展望未来数十年乃至数百年的远见的重要原因。

道格拉斯·恩格尔巴特这位深刻影响初期计算机和网络开发的巨匠，在 20 世纪中叶就开始提倡这个时代是"集体智慧的时代"。为了能让大多数人使用计算机，他发明了鼠标等设备。他的先见之明并未随着时代的发展而褪色，而是继续推动时代的发展。

在未来信息化加快的背景下,我认为多领域间的合作对于构建和实现长期战略规划是十分必要的。为了实现这一目标,我们不是把同一领域的人放在一起,而是要将多领域的前沿人物集聚到一起,让他们积极讨论,并围绕着"艺术、科学、技术、设计"的思想主轴,不断挑战和解决目前存在的问题。

加藤: 我认为将来医疗现场的很多问题要靠技术来解决。

田中: 医疗是一个人命关天、需要高度伦理观的领域。虽然随着信息技术的进步我们迎来一个个人信息容易被检索的时代,但是医生站在保护患者个人信息的立场并未因为时代的改变而发生变化。

今后,期待能有更多的投资公司参与到医疗中,提供更多种类的医疗服务。届时,最重要的是能够提供具有确切临床证据的值得信赖的服务。即使目前没有确切的临床证据,我们也要展现出努力构建的决心。为此,医生要趁年轻加入临床研究中,同时还要进行基础医学等方面的"知识探索"的训练,为未来构建临床证据做好准备。

1.9 支持未来医疗的远程集中治疗

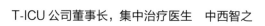

T-ICU 公司董事长，集中治疗医生　中西智之

2001 年毕业于日本京都府立医科大学医学部。集中治疗医生，急诊科专业医生，麻醉科专业医生。由于对在集中治疗方面不同医院间存在的诊疗差异有所感触，于是在 2016 年设立了主营远程集中治疗（tele-ICU）普及的 T-ICU 公司，正在努力确立和普及医生对医生（D 对 D）的远程医疗服务。

加藤：中西先生，您为了普及远程集中治疗，设立了 T-ICU 公司。请问什么是远程集中治疗？

中西：远程集中治疗也被称为 tele-ICU，就是医生对医生的远程医疗，是集中治疗的专业医生对集中治疗的远程支持服务。美国也好，日本也好，都存在着集中治疗医生不足的情况。但是在美国，15 年前就有远程集中治疗了，而且有证据显示，这种方式能降低重症监护室（ICU）内的患者死亡率，减少患者在重症监护室的时间，提高重症监护室守则的遵守率等。集中治疗是最容易导入远程医疗的领域。

其实，原本我想要做的是远程急救医疗。确切地说，2009—2011 年，在我担任急诊科医生期间，我就觉得有必要改变不能进行远程急救医疗的现状。但是，急救包含插管、缝合、路线确认等许多需要处理的地方，要实现远程支持是非常困难的。

在 2014 年左右，我开始从事自由麻醉医的工作。自由麻醉医多半是在麻醉医生不在或不足的中小规模医院工作。这些医院通常有集中治疗室，但是没有集中治疗的专业医生。作为一名前集中治疗医生，我就在考虑能否对集中治疗进行远程支持。在调查之后，我发现美国已经有这种对集中治疗进行远程支持的方式了，而我们却没有人用这种方式。所以，我想既然没有，那我就在日本搞一个。

加藤：哦，您是想成为日本远程集中治疗的先驱。

中西：是的。因为是刚开始做这个，所以受到了很多人的质疑，他们经常问我："远程集中治疗确立之后又能怎样呢？"

说起来，医生对医生的远程医疗好像没什么用，因为只能做些简单的图像诊断。受到质疑之后，我也好好地想了一下，我发现远程集中治疗还可以运用到急救、麻醉、病房管理、在家治疗等方面。所以，我决定在远程集中治疗确立之前，先做普及工作。

加藤：在考虑普及远程医疗的时候，您觉得 2030 年的集中医疗和急救医疗会是什么样的？

中西："团块世代" 在 2025 年的时候，将成为后期高龄者，而到 2038 年，他们将迎来死亡的高峰期。可以想象，不久的未来，他们会有很大的医疗需求，而且有很大比例出现许多重症患者需要同时进行集中治疗的情况。急救和集中治疗的现状跟其他治疗科室一样，存在缺医生的情况，这就导致医生也处于过度疲劳状态。所以，我期待远程医疗能够打破这一现状。

同时，医院的其他方面在未来也会发生改变，如医院的救护状态。急救可能会用到自动驾驶的救护车。如果能够在接收急救申请的时候就知道这个人是谁，急救人员就可以通过确认PHR，在短时间内准确地收集到患者的信息。而且，如果收治患者的医院也能够拿到PHR，就能顺利地实现情报共享。同时，人工智能会根据患者过去的就诊经历、症状以及医院接收急救患者的情况，决定将患者送到哪家医院进行急救。

而在急救现场，机器人会慢慢代替急救人员来完成急救工作。"救护车"也会变成"急救无人机"。我估计以后会对无人机的飞行高度进行规范，规定在多少米的高度是属于"急救无人机"的"专用通道"，而物流则采用其他的飞行高度。

在"急救无人机"内，小型化的检测仪器便可以对患者进行诊疗，只需要采集少量的血液就可以完成诊断工作。在患者到达医院的时候，人工智能就差不多鉴别出疾病的类型。

加藤：要是真的如此的话，那么到达医院之后的抢救工作看起来也要发生改变。

中西：我认为，未来的手术将主要采用达芬奇手术机器人。手术操作极有可能由机器人来完成。在急需手术的部位插入摄像机摄像，加上运用AR进行手术前的检查，获得手术部位的CT图像和MRI图像，这样，无论是机器人还是医生都能保证手术的安全性。

目前，如果患者需要住院治疗，就需要一定数量的医生和护士。以后这些工作会逐渐被远程医疗所取代。在医疗现场，只需保留少数的医疗工作人员负责处理和管理机器即可，其他的诊疗都是靠远程指导来完成的。日本的医疗设施主要以中小规模的医院为主，并没有出现集约化的发展，我想这样反而更适合以后远程治疗的发展。

目前，因为医生和患者需要同时出现在同一个空间里，所以就需要医院集约化。当远程医疗普及之后，就没有这种必要了。大家的生活圈内就有医院，这些医院由"控制中心"进行远程管理，可以实现对检查结果和生命指标的远程确认，以及通过机器控制输液的速度和改变人工呼吸机的设定。我认为这些操作以现在的技术发展速度来看很快就能实现。随着医疗费的增加和远程医疗的普及，入院时间将极大地缩短，患者在医院完成只有在医院才能做的治疗之后就可以马上出院。出院之后，患者还可以通过远程医疗的方式在家里疗养。这样，医院就不需要太多的床位。

异地就诊也会逐渐被远程诊疗所替代。对于患者来说，就医的等待时间会大幅度缩短。比如，住在大阪的患者需要异地就诊，可以让在东京有时间的医生远程看诊。医生与患者之间还可以相互评价，对医生的最高评分设定为 5 分，得到的分数越高就代表这位医生越受欢迎，看诊的价格也会随之变高。有了这种变化，我们对于优秀的医生的定义也会发生改变。在现代，知识丰富、诊断能力强的医生或者手术和处理技巧娴熟的医生会被认为是优秀的医生。当人工智能发展起来之后，医生之间的诊断能力差异以及手术和处理技巧方面的能力差异也会消失。虽然不能确定在远程医疗时代医生的交流能力是否是必需的，但是我认为我们会颠覆一直以来我们对优秀医生的定义。

远程医疗的普及和医生的诊疗效率的大幅改善，将有效地解决"医生不足"的问题。当然，这也可能造成"医生过剩"的问题。因为远程医疗不受国境限制，所以患者可以根据自己的喜好，选择中国医生或者日本医生所提供的远程医疗。

加藤：最后，我想了解一下您对医疗的未来以及远程集中治疗的未来有什么想法。

中西：我们发展远程集中治疗的初衷是为医疗工作者创造环境，让他们能更舒适地、更有价值地工作。所做的一切还是和患者的满意度息息相关。可以肯定的是，未来医疗的发展离不开远程医疗的支持，所以我觉得能够参与到远程医疗的导入本身就是一件值得骄傲的事，同时，我也觉得把它顺利地推行下去是我们的责任。为此，我们会以一个大家都能理解和接受的方式将它普及。

20 / 2030 年所预见的医疗
新交流方式

Antaa 株式会社董事长，翠明会山王病院整形外科　中山俊

　　毕业于日本鹿儿岛大学医学院。在东京医疗中心进行初期研修之后，2015 年开始在翠明会山王病院（千叶市稻毛区）整形外科工作。2016 年创办 Antaa 株式会社，担任董事长。该株式会社运行项目有以医生相互帮助为宗旨的实名制医生交流平台"Antaa QA"（Antaa 问答）。

　　加藤： 到 2030 年您认为医疗会发生什么样的变化？

　　中山： 我认为医疗会出现新的交流方式。所谓新的交流方式，就是信息的差距被消除之后，在医疗现场选择什么样的治疗和检查等医疗行为时，决策的流程将会发生改变。

　　加藤： 我们常常把医学信息的不对称看作一个问题，那具体会存在什么样的信息差距呢？

　　中山： 我认为目前信息差距具体体现在两个方面：一是医生和患者之间的信息差距；二是医生和医生之间的信息差距。

　　医生和患者之间的信息差距，主要是指医生学过医学，现场经验丰富，而患者却没有这方面的知识和经验，所以他们之间所掌握的信息是完全不一样的。特别是在网络普及之前，患者收集的信息是很有限的，这就造成医生和患者之间存在压倒性的信息差距。因此，在网络普及之前，治疗决策主要由医生来主导，于是就出现了我们常常对医生说的那句话："全拜托医生您了。"

而现在，有了网络，人们可以查到各种各样的信息。患者只要在网上输入自己的症状或病名进行检索，就能知道自己得了什么病，需要做哪些检查，可以进行什么样的治疗。我认为患者想要了解自己的病情是一件好事。但是令人遗憾的是，即使到了 2018 年，网络上还充斥着许多不正确的信息，这就导致患者从网络上所获得的信息极有可能是错误的，然后带着这些错误的信息去医疗机构就诊。

虽然有点跑题，但你知道我在给患者看病的时候，为了说服那些深受错误医学知识毒害的患者，我要花比看病还长的时间去纠正他们的错误观点。虽然我们需要把错误信息归零，但是作为医生却要去矫正那些网络上发布的错误信息，这无形中增加了不必要的业务时间。

加藤： 就跟您讲的一样，2016 年 11 月，有家信息技术公司的运营媒体就以非公开的形式记录了网络上发布的错误医疗信息。

中山： 但是，医生和患者之间的医学信息差距依然存在，而且这种错误信息还有可能把这种差距扩大。目前，为了帮助患者做医疗决策，医生还是需要跟患者交流，说服患者，也就是说本质上没有发生太多改变，同样回归到了网络普及前的医生主导的模式。

加藤：那到了2030年，这种信息差距应该会被消除吧？

中山：从现在开始到2030年，随着人工智能的进步，我认为未来我们能很简单地获得正确的医学信息。未来的检索还是会与现在的网络检索一样，从全部信息中查找重要的信息。媒体会对"如何检索到"和"如何延长登录内的停留时间"是否是医疗的本质，进行广泛的讨论。

加藤：很多人为了让更多的人来阅读自己在网络上写的东西，总是重视搜索引擎优化（SEO，使文章能够在检索引擎中的检索结果处于靠前排名）对策，却忽视了信息的重要性和可靠性，这也是信息技术公司普遍存在的问题。

中山：对于医疗来说，最重要的就是正确性。通过人工智能的提示，我们可以从正确的医疗信息的聚集地和由正确的医学信息组成的数据库中，找到自己需要的信息。这才是我们所需要的未来发展。这样，医生就不用再花时间去纠正患者被误导的医学信息。在医生和患者间的信息差距被消除之后，患者才可能根据个人的特殊情况，自己决定和医生进行什么样的交流，选择什么样的检查和治疗方式。也就是说，医生和患者之间新的交流形式是指在消除了这种信息差距之后，医生能够去支持和帮助患者做出决策。

加藤：请教一下您对医生与医生之间的信息差距是怎么解读的？

中山：原本有很多人认为医生在医学方面什么都懂，但是医生与医生之间确实存在着医学知识的差异。我们知道，随着医学的进步，与之相关的信息也在一直增加，从内科和外科开始区分，而且进一步细化为心脏血管内科、呼吸内科、脑外科、整形外科等方向就可以看出。细化后又进行专业性划分，比如整形外科又细分为股关节外科、手外科等方向。这就导致专业医生和非本专业的医生之间存在着较大的知识差距。另外，专业的细化使每个医生的专业知识面变得狭窄，这也就导致他给患者看病的范围十分有限。

加藤： 确实是，患者来看病的时候，面对同样的身体状况，到心脏血管内科，医生会偏重检查心脏方面的疾病，而到了呼吸内科，医生则偏重检查肺部方面的疾病。

中山： 高龄患者常常患有多种疾病，在医生不足的地方或诊疗科室，一个医生不得不跨专业，广泛地进行诊疗，这就导致医生很难在自己的专业以外给予患者很多帮助。如果医生自己都不知道要采用什么样的检查和做什么样的诊断，那么他就不可能和患者进行关于治疗对策的讨论。

目前我们国家为了解决这个问题，不仅出台了"坐诊医生"制度，也在增加综合诊疗医生的数量。另外，国家规定医生在医学部毕业之后必须进行两年的初级临床研修，让医生具有更为广泛的知识面。但是，即便改革了医生的教育制度，也会因为医学进步太快而拉大专业医生和非本专业医生之间的信息差距。在医院现场，我们也经常会看到医生用智能手机进行知识检索，填补自己的信息空白。

我认为只有运用一些新的技术，比如人工智能技术，我们才能改善和解决这种信息差距的问题。医生之间的信息差距被消除之后，医生才可能对更多的疾病有所了解，从而能够应对和帮助更多不同疾病的患者。

加藤：原来如此，中山先生，您已经意识到了这个问题，所以在不断努力想要解决它。

中山：是的，为此，我创办了 Antaa 株式会社，搭建了医生在线交流的网络平台。希望通过这个平台，医生之间可以相互交换信息，减少直至消除彼此间的信息差距。这样，在人工智能等技术还没有完善之前，我们可以先通过这种方式，让医生之间相互学习，消除彼此的知识差距。

21 普通数据的整理所带来的医疗新 发展

Tritia Data Sciencetist 株式会社，医生　二宫英树

毕业于东京大学医学部。在脑神经外科工作过，在 Metal 公司工作过，现在在 Tritia Data Sciencetist 株式会社从事数据解析工作。目前在日本庆应义塾大学医疗政策管理学教研室攻读博士课程，研究数据库和医院数据库的构建。

加藤： 二宫先生，作为一名医生和数据科学家，您认为 2030 年的医疗会发生什么样的变化？

二宫： 图像自动读影等医疗人工智能技术的应用会使今后的医疗现场发生巨大的改变，特别是在医疗数据的有效利用方面。确切地说，机器学习和深度学习都将成为该技术的一部分。

比如，1987 年基于 Windows 系统的 Microsoft Excel 开始发售。但此前 30 年，Microsoft Excel 的使用者必须是高级数据分析者。而现在普通人都会使用它，而且还会在这个软件的基础上使用其他的附加功能。同样，我们可以使用 Python（包括 Scikit-learn、TensorFlow、Chainer 等在内）的公开资源，虽然现在有些先进技术需要委托给专家来处理，但是在 10 年之后，机器学习可能会被很多人当成普通的技术来使用。

加藤： 哦，也就是说机器学习的技术不再是很特别的技术。

二宫： 开启这种时代的关键因素有两个，即数据量和合适的标记（Labeling）。数据量，很好理解，比如患者的数量、画像数。而标记的话，比如 CT 图像或 MRI 图像所对应的诊断，以及疾病预测用的可佩戴设备中附有诊断名的高精度标记。

这种标记虽说是建立在机器学习基础上的，但是其实这种标记本身对于医疗现场的医生实施诊疗也是不可或缺的。因此，现在的医疗现场就存在着大量的图像数据以及检查数据，这些大多是没有被合理标记的。

加藤： 也就是说，现在的状况是有大量的数据，但这些数据还是没有被合理地处理。

二宫： 是的。现在我们所说的包括医疗人工智能在内的技术，还没有涉及把医疗数据整理成它应有的状态。所以，今后，医疗最重要的一件事就是整理"结构化的数据"。也就是说，目前只是存在着大量的数据，而我们却没有将数据变得可以被利用。就像电子病历，也是以自由录入的文章形式存在的，如果真的要利用这种形式的数据，还是十分困难的。

所谓的"结构化的数据"指的是将临床数据以有关联的数据库形式进行存档，简单地说，就是以容易存取的形式来保存数据。比如，我们可以把"三周前发热，马上做退烧处理，一直咳嗽，没有痰"这种以文字形式书写的病历，存为"三周前的感冒症状 O，现在发热情况 X，慢性咳嗽 O，痰 O"这种数据形式。这样的话，数据内容和标记就能很好地匹配起来。当我们把信息以这种"结构化的数据"形式呈现出来之后，我们就能够有效地利用数据，导入机器学习、个性化医疗和 PHR 中。

加藤：那么我们的医疗要实现这样的未来，有哪些方面的问题需要考虑？

二宫：近年来，为了推进医疗的标准化，各个领域都在整理各种治疗指南。但这并不意味着各个领域的专业医生必须严格按照指南的方针行事。它只是提供一种建设性的意见，专业医生可以在参考指南的基础上，依靠自己的见识和技术进行诊疗。另外，医疗本身是高度专业化的，专攻某一个科系或者某一类疾病的医生想要对专业外的疾病进行诊断是非常困难的。所以，提高他们专业外的这部分医疗水平，就需要指南的帮助。这就是标准化的医疗。

最后，可能好不容易把指南整理出来了，但是它没有涉及的场景又比比皆是。那该怎么办呢？这时候我想就需要应用信息（特别是数据）技术，使医疗能够朝着标准化和效率化的方向发展。这也是我学习数据科学后最大的心得体会。

加藤：我们常常一提到人工智能就会跟图像诊断联系在一起，那么在国外人工智能和图像诊断相结合的普及程度如何？

二宫：国外早就已经开发出能够利用人工智能进行图像自动识别的系统，也有提供这种服务的公司。比如，以色列的

Zebra Medical Vision 公司就已经向外界提供一美元做一次 CT
扫描的自动识别服务。

比较有趣的是，这些图像自动识别公司的员工大多数不是
放射科医生，而是数据科学家。我也是分析了一系列业界数
据，才知道数据科学是跨专业的。无论是什么专业，只要有大
量的数据，就能从中衍生出有价值的东西，这就是数据科学家
正在做的事情。这里需要特别指出的是，医学图像自动识别中
的前沿部分，就是由数据科学家主导的。

日本的数据科学家和医疗数据数量虽然是有限的，但是却
拥有得天独厚的优势，那就是日本有大量纯图像，我们的主要
问题是缺乏多方协动机制。

加藤：在这样的背景下，您认为日本的医疗图像自动识别
技术的未来在哪里？

二宫：一种是我们利用自己独有的数据来发展我们的医疗
图像识别技术。比如，我们有大量与胃癌有关的幽门螺杆菌的
数据，如果我们能把这些和人工智能关联起来，我认为那将是
非常有意义的一件事情；或者在脑图像方面，日本属于 CT 和
MRI 大国，在脑检查方面积累了大量健康人的脑图像，这在世
界范围内也是比较稀少的；又或者是由我们发明的胎儿心跳监
视系统所跟踪得到的胎儿心跳图像数据，因为日本是孕妇分娩
非常安全的国家。

要发展我们自己的医疗图像自动识别技术，还有一个关键
的因素，就是不拘泥于图像，把高品质的综合性数据组合到模

型中。比如，把监视器所得到的胎儿心跳图像数据与把母亲以往的经历、妊娠分娩的次数以及子宫口的状态等组合起来，并以图表的形式显示差别。

从现在开始，发展医疗的关键在于数据。但是如果数据一直是以非结构化的形式积累下来，那么再怎么努力使用它，也是一件很麻烦的事，这也一直困扰着我。所以，最重要的是进行这种体制的改革，使医院等医疗机构提供的数据就是能在临床上应用的结构化数据。

以后，我的首要任务就是在医院和医疗工作者协同的同时，构建世界顶级水平的高级数据库。这个数据库会以平台的形式向公众开放，患者本人可以在上面实时更新自己的数据，并以PHR的形式保存。这样的话，医生就能够根据患者在家时的样子和变化给予提醒。这种方式可以提高医疗的品质。另外，研究者和机器学习工程师也能利用这个数据库，进行临床研究和医疗人工智能的开发。

虽然利用已有的数据也能进行人工智能的开发，但是我相信当我们把这些普通的数据进行整理、结构化后，不仅可以支持人工智能的发展，也能极大地推动今后的医疗发展。

22 家庭与儿科医生的在线紧密联系，让育儿家庭不再孤单

Kids Public 株式会社董事长，儿科医生　桥本直也

2009 年毕业于日本大学医学部。儿科医生。在日本圣路加国际病院进行初期研修，然后到日本国立成育医疗研究中心进行儿科研修。之后，在东京大学研究生院获得公众卫生学博士学位。在行医看病的同时，创立了 Kids Public 株式会社。

加藤：桥本先生，当您考虑 2030 年儿科医疗应该是什么样的时，您觉得目前的儿科医疗存在着什么问题？

桥本：病患的组成状态正在发生改变。因为疫苗的普及，曾经以感染病为中心的疾病组成，目前已经转变为以非感染性疾病（Non-Communicable Diseases，NCDs）为主的疾病组成。NCDs 主要包括虐待、肥胖、心理疾病、发育障碍、过敏、逃课、意外事故等方面。2016 年，日本儿童法律咨询处收到的关于儿童虐待的案件咨询数量创历史新高，达到 12 万件。儿童虐待案件在过去的十年内增加了 3 倍。而同年，日本中小学校逃课的学生人数也创下历史新高，达到 134398 人。

还有，我们对孕妇现状的把握，也会大大影响那些即将出生的小孩。2016 年的调查显示，2005—2014 年有 63 名孕妇自

杀，自杀可能在造成孕妇死亡的众多原因中排第一位。而产后自杀的原因之一是产后抑郁，占到产后自杀总数的1/3。同时，被虐待死的1岁以下儿童人数大约占到死亡儿童总数的一半。根据调查，导致3岁以下儿童被虐待死的主要加害者，79.3%来自妈妈。所以，我深刻地认识到对周产期妈妈的支持会对保护儿童健康成长多么重要。

加藤：也就是说儿科医生除了给孩子看病，还要给母亲足够的支持。那在其他方面，儿科医生的考虑方式是否也在发生变化？

桥本：我们开始认识到成育医疗的重要性。成育医疗是指从胎儿开始，经过新生儿、婴幼儿、学童期、青春期，然后还包括生育下一代等一个连续的过程中，针对身心健康的医疗。我认为我们不仅要加强妊娠保健和婴幼儿保健的结合，而且我们的医疗在儿童从婴幼儿保健转向儿科医疗过程中的衔接基础还有待加强。在美国，他们的儿科学会提出过"明亮未来"（Bright Future）的方针：针对0~21岁的孩子，儿科医生总结出每个年龄的孩子应该要做的检查项目，以保证孩子健康成长，以及明确儿科医生的作用。这个方针的初始阶段被称为"孕期访问"，就是儿科医生在孩子出生前探访孕妇，开始和孕妇建立良好的关系。我们有些地方也已经开始实施这种制度，但是我们需要时间来接受和习惯这种制度。

另外，产前至产后连续的护理的重要性已经得到国际公认。其中一个很好的例子就是芬兰的"Neubola"制度。这项制度包括从产后开始到孩子进入小学之前这段时间，妈妈要定期和被称为"Neubola老太太"的担当人面谈，该担当人会以母子为中心给予这个家族最大的支持。据介绍，这是保证出生率维持在1.8%和减少儿童受虐致死的重要因素之一。虽然这种政策非常有效，但是在我们国家还没有充分建立起产前至产后连续的社会性支持体系。

加藤：也就是说充分发展从产前到产后的连续护理是日本的当务之急。还有其他的问题吗？

桥本：在儿科医疗现场，过多的轻症受诊和重复受诊给医疗资源带来了压力。而且，儿科医疗存在地域上的医疗渠道差异。比如，如果我们对比2012年都道府县每10万个未满15岁的人所对应的儿科医生数量，就会发现其中茨城县的儿科医生数量最少，约为72人；东京都最多，约为150人，是茨城县的近2倍。如果我们比较都道府县以下对应的儿科医生数量的话，东京都内儿科医生数量最高的地方达到442.5人，而群马县最低的地方只有14.3人，前者是后者的30.9倍。

加藤：面对这些问题和现状，您觉得到2030年我们的儿科医疗会是什么样的？

桥本：如果上述的问题和状况始终停留在认识问题的阶段，那么我们可能还只是停留在起跑线上。在2030年到来之前，我们需要解决这些问题和进行相关的体制整顿。其中包括需要应对以NCDs为主的疾病组成变化，实现产前至产后连续护理，认识到成育医疗连续性的重要作用。而且，我们还要使儿科医生的资源在全国范围内得到公平的分配，外来的轻症受诊适当化。也就是说，我们应该使儿科医疗在全国范围内做到均衡，减少医疗渠道差异，共建一个享受型社会。

目前，社会已经着手行动了。为了能够在国家层面上支持成育医疗，我们已经开始收集人的一生中可能会产生的多种多样健康问题，然后采取适当的对策，最后提出"成育基本法"的议案。还有，为了实现产前至产后连续护理和促成各种育儿支援政策相配合的目标，在这些行动中，我们期待能够防止虐待问题的产生和充实孕妇护理工作。

加藤： 在社会开始采取各种行动的时候，桥本先生您设立了自己的株式会社，您能介绍一下它的来龙去脉和要努力的方向吗？

桥本： 为了解决上面提到的问题，我在 2015 年成立了 Kids Public 株式会社。2016 年 5 月开设了"儿科在线"咨询的最初服务平台用于远程医疗咨询。我个人认为这样可以增加家庭和儿科医生间的交流渠道。"儿科在线"是一款无论白天还是黑夜，你都可以通过智能手机直接向儿科医生咨询的服务平台。之前发生的一件事促使我开设了这项服务。有一个单亲家庭，因为育儿的压力，被逼到绝境的母亲虐待了 3 岁的孩子，结果严重到要叫夜间救护车进行急救。如果我们能让那位母亲在举起手打孩子前与儿科医生交谈一下，可能就不会出现这种情况。所以，问题的源头是如何能够把那些独自育儿的家庭和儿科医生连接起来。在我看来，提供可以利用智能手机和儿科医生进行在线交谈的服务是解决这个问题的一种方式。

"儿科在线"的目标是安抚母亲在育儿过程中的不安情绪，减轻其育儿负担，以及在受诊时能够给予相应的建议，使白天和夜间的非紧急受诊适当化，实现医疗资源的公平分配。这项服务主要是以"企业的福利和社会服务"的形式提供，有 99.9% 的用户可以免费使用。同时我们也和没有儿科医生的地区自治体合作，希望今后能够减少家庭与儿科医生间交流渠道的地区间差异。另外，2018 年 2 月我们也开始测试一款"妇产科在线"软件，希望可以将其和"儿科在线"连接在一起，实现线上产前至产后不间断护理的目标。

2017 年我们在日本儿科学会的学术发表会上，发表了我们咨询内容的总结报告。另外，我们现在也和横滨市荣区、日本国立成育医疗中心以及产业官合作，通过随机抽样进行比较试验，检验"儿科在线"对产后护理的有效性。我能感受到信息通信技术的应用可以缩短家庭和医疗人员之间的距离，以前所未有的方式为幼儿和成育医疗事业做出贡献。我们的目标就是把这种感受转变成可以向社会展示出来的有力证据。通过这种方式，到 2030 年我们希望 Kids Public 所努力构建的东西能成为社会基础建设不可或缺的一部分。

23 / 利用在线诊疗和医疗数据，
让医疗更贴近患者

信息医疗公司董事长，医师　原圣吾

毕业于东京大学医学院，先后在日本国立国际医疗研究中心、日本医疗政策机构、Mackenzie&Company工作。创立了信息医疗公司。横滨市立大学医学院讲师。获美国斯坦福大学工商管理硕士学位（MBA）。

加藤：在我们聊2030年医疗变化状况之前，首先想请教一下您对目前医疗状况的看法。

原：2018年我国医疗有多个方面处于世界领先水平，其中包括公平性、社会保障、自由便捷性、高产出以及低成本等方面。从公平性方面出发，与以民间保险为主的美国和实施医疗储蓄账户形式的新加坡有所不同，我国实施的是以社会保险为主的国家医疗保障制度。而在社会保障方面，我国实行高额疗养费制度，特别是当出现个人负担的医疗费过高的情况时，部分医疗费会自动返还给患者。同时在自由便捷性方面，与其他国家就诊受限的情况不同，我国实行家庭医生和坐诊医生制度化，保障国民可以自由选择医疗机构就诊。从高产出方面看，我国的平均寿命和婴幼儿的低死亡率一直排在世界前列。

而且这些医疗服务都是在低成本的基础上提供的。

但是不可否认，我们还存在着各种各样的问题。这些问题主要集中在经济增长钝化、少子老龄化以及疾病组成改变所带来的挑战。我国经济增长已经开始出现钝化，但是包括医疗费在内的社会保险费却在不断增加。随着"团块世代"成为后期高龄者，到 2025 年我国人口总数的 30% 将是超过 65 岁的老年人。另外，少子化继续加剧，这将导致我国人口结构发生巨大的变化。而在疾病组成方面，导致死亡的主要原因已经从第二次世界大战后的结核病等急性传染性疾病，逐渐转变为癌症、心脏病、脑血管疾病等非传染性疾病。而且，到 2025 年，患阿尔茨海默病的高龄患者将达到 700 万人。这一疾病组成的变化是其他国家所没有的。

加藤：也就是说我们将面对史无前例的状况，所以各国都对我们的医疗局势非常关注。

原：为了解决好这些问题，2015 年我国制定了《保健医疗 2035》的国家政策，提出了三大战略规划。第一，提升保健医疗的价值，通过投资保健医疗系统，使每个人实现价值最大化。第二，构建以维持并提高个人自我健康为主体理念的社会。第三，我国积极参与制定保健医疗的国际化准则，引领全球保健医疗的发展。我觉得这一规划的主要内容非常具有建设性意义，这是我们每个人努力奋斗的方向和目标。

加藤：现实中为了提高医疗保健的价值，我们需要采取什么样的积极推进方式呢？

原：为了实现这一目标，我个人认为最重要的是充分运用与医疗相关的信息。具体的做法就是让个人的医疗信息数据化并进行对比调查，活用这些数据，这样才能体现保健医疗的价值。本来，健康和疾病是一个紧密相连的过程，但是公共保险里对"疾病"的定义，是基于医疗提供者单方面的想法所制定的标准，这就把"疾病"割裂成一个非连续性的状态。当公共保险的资源大量投入医疗领域时，我们必然会收集和整理出对医疗有价值的信息。比如，用于治疗"疾病"的医疗品的开发，必须严格按照规程进行临床试验，以验证其安全性、有效性以及品质。但是，这个过程所收集和分析的数据都是在患者处于"疾病"状态下所得到的数据，并没有考虑到这个人患"疾病"前的生活环境和生活习惯。

加藤：为什么会出现这种状况呢？

原：那是因为到目前为止，我们并没有储备每个人患"疾病"前与健康和医疗相关的信息。目前有超过 40 兆日元的国民医疗费用投入公共保险定义上的"疾病"中，但是缺乏对其他周边的投入。比如，大概只有 4000 亿日元投入与健康管理相关的市场中，这一金额只占到"疾病"医疗投入的千分之一。因此，很多与"疾病"相关的信息会被采集和存储下来，而"疾病"发生之前与健康和医疗有关的信息却非常有限。

近年来，随着设备和传感器技术的革新，虽然其中还存在鱼目混珠的东西，但是总体来说，还是可以做到低成本地记录与饮食和运动相关的信息。所以，在信息收集方面，相对于"疾病"信息，与健康和医疗相关的信息还是有所增加的。2016年，厚生劳动省举办的"关于保健医疗领域的信息通信技术应用推进座谈会"就提出了我们需要完善和统一保健医疗数据信息基础的方针。

加藤：在我们看到了医疗的未来流向的同时，从技术方面看，我们是否也具备了可以活用这些我们收集、整理和存储的医疗信息的技术呢？

原：我觉得目前是各个领域推广机器学习和深度学习等信息技术的最好时机。所谓的人工智能技术领域，已经出现过两个快速发展时期，现在是第三个。这个时期是以深度学习为代表的技术理论的进化和互联网的普及，从而引发数据量快速膨胀。这样，以前处理不了的数据，现在逐渐也能够被识别和处理了。

加藤：基于这种潮流，请问您现在采用什么样的措施？

原：我们公司现在主要提供在线诊疗和医疗数据事业方面的服务。到目前为止，医生和患者之间的交流信息并没有数据化，所以这种信息会很快消失。在线诊疗普及之后，这种信息就可以数据化，然后被积累并保存下来。比如，患者的表情、说话的语气以及和医生的互动等"活"的信息都能被保存下来，今后，我们就有可能将这些信息和其他与医疗相关的健康信息组合在一起，加以有效利用。

加藤：什么是医疗数据事业？

　　原： 医疗数据事业专注于活用之前积累下来的与医疗健康相关的信息。为了推动医疗数据事业发展，我们一方面努力与国内外的大学、医疗机构和企业合作，另一方面正在收集那些还没被活用的医疗信息。我就举 2017 年的一个例子。日本医疗研究开发机构和日本国立癌症研究中心一起学习内窥镜手术视频，使医生的隐性知识可以在今后的内窥镜技术发展中发挥作用。内窥镜手术非常依赖医生的个人技术水平，是一种可以被称为包含隐性知识和艺术的无法测量的技术。但是如果运用机器学习和深度学习技术，就有可能把这项技术推广开来。因此，有效运用技术就能让医疗更加贴近患者。如果做到这些的话，我认为在不久的将来我们将迎来一个大家所追求的"活得明白，死无遗憾"的理想社会。

21 / 意识到自我医疗时代可能来临，
努力把专业学好

日本临床研究学会理事代表，mediVR 公司董事长，
心内科医生　原正彦

2005 年毕业于日本岛根大学医学院，三次被美国心脏病学会评选为世界前五名顶尖青年研究者，他不仅拥有丰富的知识和经验，而且广泛涉猎从临床研究到产学合作等领域。2018 年他所代表的 mediVR 公司在日本经济产业部主办的"日本商业健康护理竞赛"中获得金奖。

加藤：您过去主持过各式各样的项目，请您介绍一下 2030 年的医疗会发生什么样的变化？

原：我认为未来医疗的发展将以"患者自我诊断，然后买药自医"的自我医疗为核心。大家都知道，我们的医疗费一直在增加，如果一直持续下去的话，不难想象我们的健康保险制度会发生坍塌，最后国家也不得不大幅度压缩医疗费。要是无法继续实施国民保险制度，大家会逐渐萌生"自己的身体还是由自己来守护"的意识。这种自我医疗可能成为世界的发展趋势，并且那些没有普及医疗保险的国家也已经在向自我医疗靠拢。

加藤：考虑到自我医疗的发展方向，我们现在应该采用什么样的对策？

原：我现在所做的所有项目，都考虑到未来自我医疗将会普及的状况。比如，我们的在线诊疗项目就是假定未来的交流将以文本形式进行。当然了，在遵守在线诊疗的指南和保险诊疗的规则制度的同时，我们将以网络约谈的方式向那些生活习惯病患者提供在线诊疗的服务。如果将来在线诊疗能以网络约谈的方式进行的话，为了开发出能够代替人来负责网络约谈的人工智能，我们就要考虑去收集和追踪生活习惯病约谈内容的大数据。对于那些轻症并且病情稳定的患者，我们要通过民间提供的在线诊疗服务，实行以自我医疗为中心的医疗方式来减少国民健康保险的使用，然后，把宝贵的医疗资源用于救助重症患者，实行分开医疗的体制。这样我们就能实现国家和民间承担不同的医疗任务的目标。

加藤：之前，你们公司的项目"利用 VR 进行康复训练"，在经济产业部主办的"日本商业健康护理竞赛"中获得了金奖，您能介绍一下这是个什么样的项目吗？

原：这也是为了实现自我医疗做的项目。针对那些由于脑梗死后遗症出现脑紊乱的患者，即使他们无法在指定时间到达指定地方进行康复训练，也可以通过这种方式，在家里随时进行康复训练。这种由患者家人进行辅助训练的半自我医疗，类似于以家庭自我医疗的形式进行复健，这样就能使患者反复练习，达到治疗的目的。如果在 VR 中导入相应的程序，那么患者可以在没有医生从旁指导的情况下也能进行复健。

加藤：原来如此，那其他正在进行的项目还有哪些？

原：自我医疗有两个重要方面：个别化和预测医疗。关于个别化，人们之前一般会用染色体组的方法加以定义，但是像生活习惯病这种多因子遗传疾病，很难再用染色体组的方法来解释清楚，所以需要用其他方法。比如，药物的药效一般是通过随机化比较试验（RCT）得出的，具体讲，就是通过小鼠试验推断得到的结果。然而对于患者来说，他们更想知道这个药对自己是否有效果。考虑到这些，根据患者个人的数据，我们开发了可以预测药效的运算法则，并拿到了国家专利。希望通过这个运算法则，将来我们就不只是根据随机化比较试验的结果来判断药效，还能根据个人的情况来预测药效，然后提出最佳的治疗方案。这也符合自我医疗的目标。我现在所主持的这些项目，虽然在方法上或多或少都有些差异，但是都是朝着完全实现自我医疗的方向努力。

加藤：您为什么这么肯定自我医疗时代会来临？

原：我们以产业革命为例，参照过去技术变革的例子来看，我们知道大多数产业革命是操作自动化所引发的。虽然医疗的发展也同样如此，但是我认为医疗自动化的大潮流和自我医疗的普及的定义相同。换句话讲，在医疗现场的自动化过程中，技术要不断地发展，而不是说整个医疗体系忽然一夜之间全部变成了自我医疗。考虑到医疗现场人手不足的情况，我们要调查患者会在哪个阶段等待治疗，我们就知道应该去发展什么样的自动化技术。比如，为了解决医院结算等待时间长的问题，美国的亚马逊公司开发了无人便利店"Amazon Go"，并将相关技术导入医院系统。再比如，如果在线诊疗得出需要去医院做进一步检查的诊断结果的话，患者就去医院检查一下，这种方式也会让我们离自我医疗的实现更近一步。再举个例子，通常医院的采血窗口会出现很多人排队等待的状况，这时就需要自动化采血技术，这又是一项和自我医疗直接相关联的技术。为了开发自动采血机器，我把收购我们公司的资金全部投入这个项目。

加藤：您能敏锐地觉察到这么多产品的项目，您是怎么考虑和发现的？

原：我觉得可以把事情简单化考虑，也就是把复杂的事物分解成多个因素。比如，某个方面的专家要在他们认为理所当然的事情上发现不一样的东西是很难的。我觉得在医学和商业上道理也是一样的，只有把握问题的本质，剩下要做的就是采用合适的方法。

加藤：面向2030年，您现在最想做的是什么？

原：就像大家会把所有资产进行组合投资那样，我想做到事业和能力的"投资组合"。因为在未来，随着自动化的推进，各种各样的课题和职业会因此消失，如果不实行"投资组合"，分散风险，那么将来也许连医生都不能混口饭吃了。所以，我也是有意识地在分散风险。虽然风险分散的方法因人而异，但是我认为一个人至少要有两项技能。

　　加藤：从事业的角度看，我和您有同样的感触。对于医疗领域，您觉得从现在开始应该怎么做？

　　原：我们要考虑做机器无法取代的工作。要是能拥有两个专业，并把它们组合成较为复杂的专业的话，我们被机器所取代的可能性就会很小。

　　对于医生来说，到 2030 年，单一的操作逐渐会被机器所取代，而再往后复杂的诊断和治疗也同样会被机器取代。比如，对于生活习惯病，要是能实现自我医疗的话，我们就不需要医生介入治疗。另外，像导管治疗这种没有医生介入就很难完成的治疗，十年后还是很难被机器学会。总之，对于专业水平高的人来讲，将自己的本专业跟其他方向的专业组合在一起是件容易的事。所以，对于医生来说，首要任务就是提高自己的医术水平。

25 树立"自我守护健康"的意识，奔 向"超健康优良社会"

Mediplat 株式会社，眼科医生　真锅步

毕业于日本大学医学院。医师，医学博士，眼科专业医生。在日大医院从事了十年的眼科治疗工作，之后创立了 Mediplat 株式会社。参与策划了在线医疗咨询服务"First Call"。目前在做诊疗、手术和研究的同时，也在进行"First Call"的运营和企划工作。

加藤：真锅先生，您所展望的 2030 年的医疗景象是什么样的？

真锅：到 2030 年，日本的老龄人口比例将超过 30%，劳动人口逐渐下降。在这样的大背景下，医疗费的增加将是个非常大的问题。日本要保持现有的国民健康保险制度以及目前个人要负担的医疗费额度水准是相当困难的，所以今后国民健康保险制度本身存在崩掉的可能性。特别是年轻人，他们要负担的医疗费增加的可能性也非常高。

面对这种情况，对于年轻人来说，"拥有健康"就是对自己最大的投资。今后，我想要借助设计和艺术的力量，帮助大家树立健康的意识，为此我开始做这方面的项目。总之，未来将是一个自己的健康自己守护的时代。

另外，年轻人总觉得自己年轻，拥有健康是件很自然的事，所以，他们也不会进行健康检查，想让他们树立健康方面的意识是挺难的。

加藤：怎样才能让年轻人关注健康，养成定期进行健康检查的习惯？

真锅：我们给出的第一个答案就是，要让年轻人产生医疗就在身边的感觉。无论如何，"去医院"总是给人一种消极的印象，在很多人看来"医院是生病的时候才会去的地方"。所以，我们首先要改变他们的这种消极印象。

加藤：所以，您开始提供"First Call"医疗咨询服务。

真锅：是的，这是我们开始这项服务的契机。目前，我们的服务包括针对年轻人的健康管理软件、传递正确医疗信息的宣传媒介，以及利用智能手机软件简单地进行医疗咨询。

"First Call"想要实现的，也是最重要的一点，就是"推动预防医疗的发展"。为了对自己的健康进行管理，我们需要做到以下两点：一是拥有应对疾病的知识；二是打造即使有轻微症状，也能早点找到人进行咨询的医疗环境。这两点对于年轻人形成医疗就在身边的感觉，是很重要的。

以前，两代同堂和三代同堂的家庭比较普遍，只要有什么事，年轻人都能找爷爷、奶奶、父母商量。但是现在在大都市里，大多数家庭是以小家庭的形式存在的，长辈不在身边，年轻人不能随时向他们讨教健康方面的问题。

加藤：要是家人或朋友没有人当医生的话，会更难去咨询健康方面的问题。

真锅：是这样的。只要觉得身体不舒服，就能够马上跟身边的人商量，这是十分重要的。年轻人都有智能手机，只要为他们开通可以向医生咨询的窗口，在略感不适时，他们自然会跟医生进行咨询。这种方式也能使他们更加关注健康，对健康抱有兴趣。要是这样的医疗环境能普及的话，年轻人自然而然就会树立健康意识，等他们老了，患上生活习惯病的概率也会随之降低，我们就能实现建立健康社会的目标。

说句可能会让人误会的话，我认为今后我们应更多地关注这些背负祖国未来和正在打拼的年轻人的健康，加大对他们健康的投资力度。

加藤：对于现在的年轻人的健康意识和素养，您是怎么看的？

真锅：年轻人中有不少是非常敏锐的，而且其中很多人拥有丰富的健康知识。特别是最近，以SNS上具有影响力的年轻人，特别是模特为中心，向大家宣传"拥有健康是件很棒的事"，这本身是件很好的事。但是同时，他们也在推销减肥产品，而且这些产品的效果并没有取得认证，这也是个大问题。我们不能轻信"模特推荐的产品一定对身体好"，重要的是要有自己的判断。

但是，即使做了大量网络调查，因为自己又不是医生，所以人们很难判断医疗信息的真伪。而且，发布信息的那些人本身也搞不清楚这些信息的真伪。就连我们医生，有时也很难去判断网络上医疗信息的真伪。所以，我们要打造一个可以让大家只要觉得哪里不对劲，就可以马上咨询专家的医疗环境。

加藤：从信赖性方面考虑，找专家咨询还是件很重要的事，要做到"马上"和"简单"这两点也是很关键的。

真锅：是啊，这是个快节奏的时代。生活在这样的时代，很多人都觉得时间不够用。所以，在感觉身体不舒服的时候，我们本来应该优先考虑去医院的，但也都耽搁了。又或者，有很多人不会把健康检查中指标轻微的异常放在心上，结果也耽搁了。但是正是这种大意、轻视的心态，小病被耽搁成大病。

综上所述，我们知道"去医疗机构就诊"这种行为本身在心理和物理上都存在着非常高的障碍。但是，作为医疗工作者，职业素养让我们不能对这种行为置之不理。我国将迎来老龄化社会，如果能够让生活在这片土地上的每个年轻人都对健康充满兴趣，具备和利用丰富的健康知识，那么我们就有可能顺利度过这一困难时期，让我们国家重新在世界的舞台上崭露头角。

加藤：如果我们的医疗能在应对老龄化社会上取得成功，那么对于那些即将进入老龄化的国家来说，将是一个很好的榜样。

真锅：在未来的十年、二十年，我国的护理和医疗费将会持续疯狂上涨，年轻人将不可避免地要负担这些高额的费用。面对这一不可避免的困境，我们必须自己想办法做力所能及的事。要是生病的话，我们不仅不能做自己想做的事，而且要花掉积蓄，这可谓是双重打击。为了避免这种情况的发生，我们一定要守护好自己的健康。

无论如何都不能生病，即使生病了，也要防止它进一步恶化。如果我们这一代的年轻人能够意识到这一点，那么我们国家将不再是老龄化社会，而是超健康优良社会。

26 实现癌症的个性化治疗，构建企业和临床现场间的桥梁

江户川医院肿瘤血液内科副部长，Precision Medicine 站长
明星智洋

毕业于熊本大学医学部。江户川医院（东京都江户川）肿瘤血液内科副部长并兼任 Precision Medicine 站长。同时挂职于虎之门医院和癌症研究会有明医院。另外，以超级医疗缔造者的身份，与多家企业合作，促进医院和企业紧密联系。

加藤：在了解您的各种身份之前，您能介绍一下您的经历吗？

明星：我于 2001 年从熊本大学医学部毕业之后开始当医生，先后在冈山大学医学部的附属医院以及吴共济医院任过职，后来去虎之门医院做过脐带血移植工作，同时在癌症研究会有明医院学习过临床肿瘤。在那里，我取得了血液专科医生和癌症药物治疗法专科医生的资质，为了能活用我的经验，造福一方百姓，此后我决定去江户川医院担任肿瘤内科医生。江户川区虽然有 70 万人，但是在我来之前，这个地区还没有肿瘤内科医生和血液内科医生。

加藤：即便是在东京这样的大城市，有些地区也没有专科医生。

明星：是啊，即便是没有专科医生，还是存在很多的患者。这些患者有的可能被介绍到其他偏远的医院，也有的可能还没被确诊。我们通过参加医生会和附近医院举行的启蒙活动，对我院的护士、药剂师以及检查医师等医疗工作者进行培训，现在江户川医院已经成为东京都内屈指可数的癌症诊疗医院。当前，我们的诊疗科室人员配置比较充裕，有六名常驻医生和两名临时医生。而且我们的医疗就诊范围不仅包括江户川区，还包括足立区、北区、墨田区、葛饰区等城东地区。

加藤：江户川医院是怎么做到这些的呢，能够拥有如此充裕的人员配置？

明星：我认为其中的原因之一就是江户川医院的独特性。当你走到医院的入口处时，呈现在你眼前的是大量的艺术作品，在屋顶上甚至能看到各种画。而且医院还饲养了各种通常只能在动物园看到的动物，比如陆龟、火烈鸟、鹲鹕、危地马拉鸟等。

加藤：确实很独特！

明星：这是一所充满游玩气息的医院，你不仅能在 MRI 设备上看到一幅巨大的大象画，而且还能看到被改装成鬼屋的样子的过道。另外，我们医院的医疗设备也十分充足，条件完全不亚于大学医院，我们拥有达芬奇手术机器人、调强适形放疗（IMRT）的 TOMO（螺旋断层放射治疗系统）和无菌室等设备和设施。今后，我们还要采用结合 MRI 和放射治疗的硼中子俘获治疗（BNCT），这是由 ViewRay 公司研发的先进的治疗设备。

加藤：明星医生，作为肿瘤内科医生，您觉得你们的专业方向会有什么样的发展？

明星：我的专科领域，是针对癌症的药物疗法。众所皆知，因癌症死亡排在我国人口死亡原因的第一位。癌症患者的人数每年都在增加，现在已经到了两个人中就有一个人患有癌症，三个人中就有一个人死于癌症的时代。也就是说，癌症已经绝对不是他人的事，而是会随时降临到自己身上的疾病。

现在，我们要做的是预防工作，尽量不让自己得癌症。譬如烟、酒以及肥胖能够增加癌症风险，这些已经在统计学上得到了证明。如果从现在开始，在这方面有所改善的话，将来患癌症的风险就会降低。另外，除了生活习惯问题外，遗传和病毒感染也会造成癌症。

前一阵子有一个比较火的话题，就是美国影星安吉丽娜·朱莉考虑到自己乳腺癌发病的风险，切除了自己的乳房。由于她的基因发生了变异，导致她得癌症的可能性很大。现在的医疗确实取得了很大的进步，只要你需要，就可以对你的遗传基因进行分析，然后知道你容易得哪种癌症。如果知道容易得哪种癌症，你就可以定期去检查，争取早发现、早治疗。

加藤：也就是说，通过检查得知自己容易得的癌症，就能起到早期预防的作用。

明星：是的。另外，要是得了癌症，你也能进行基因检测，然后针对特定的基因变异点，选择合适的抗癌药物，实施"精准医疗"（precision medicine）。日本推行的"推进癌症对策的基本计划"里已经详细记录了癌症基因医疗的推进方针。

"precision"这个词的字面意思就是正确、精密。原来的抗癌药物治疗也被称为"化学疗法"，除了杀伤癌细胞外，同时也会攻击正常细胞。近年来，治疗癌症的主流方法是采用专门针对癌细胞的分子靶向治疗和抗体医疗。但是在治疗前我们也不知道分子靶向药物是否能起作用。通过基因分析，我们就能够在治疗前找到该癌症所对应的治疗药物。这种医疗被称为"个性化医疗"或"精准医疗"。

从现在开始，我们对癌症的治疗方法，已经从由癌种决定治疗方法的时代，跨入利用基因检查来决定治疗方法的新时代。所以，江户川医院在2018年2月创立了精准医疗中心，现在已经接诊了很多患者。

加藤： 也就是说你们已经开始采用更为先进的方法了。

明星： 时代日新月异，医疗也会发生逆转性的改变，原来的常识，现在可能已经变成错误的东西。我在参加日本医生国家考试时用到的知识早已不适用于现在了。

前面所提到的基因分析，不只是大学研究室在做，很多大企业也在搞这方面的商业化。我认为这个时代，企业和医疗的合作非常重要。虽然做了很多基础研究，但是要真正实现临床应用还是很有难度的。所以，为了构建企业和临床现场的桥梁，我在几年前就有所行动。

加藤： 为了与企业构建桥梁，您具体有哪些方面的行动？

明星： 具体讲的话，之前我们和培育绿虫藻的生物技术企业Euglena合作，检验该企业生产的保健品是否对减轻抗癌药物的副作用有效，以及对患者摄入该保健品后的大便性状进行取样调查。又比如，我们与资生堂合作，进行职员笑脸训练，以及与正在开发交流机器人"OriHime"的 Oli 研究所合作，在医疗现场进行实证试验，还有与人工智能公司和 VR 公司的合作。

加藤：你们跟好多家公司都有合作啊。

明星：医疗现场到底需要什么东西，可以通过实际医疗现场工作的医生向企业进行提案，这样就有可能得到原本无法得到的东西。对企业来讲，他们也能对外宣传自己具有什么样的产品和什么样的技术，这样就有可能萌生出激动人心的新想法。

加藤：那些想要进行这种合作的人应该先从哪方面开始比较合适？

明星：我们需要考虑现在我们所处的位置到底能做到什么，同时努力在医生的岗位上做好每一天的工作。有时为了打破医疗原有的框架束缚，医护人员就有必要和不同行业的人进行交流和讨论。当然，一切未必会进展顺利。即使有了想法，也不一定能找到可以提案的对象。幸运的是，现在的网络社会给各个行业的相互交流提供了便利，而且还有进行商业配对的企业存在。我觉得当我们付出各种努力时，虽然业余时间也会变得很忙碌，但是当我们挥洒自己的热忱时，这种美好的时光是无法取代的。

27 / 期待未来医疗工作者能够自己解决 医疗现场的问题

ExMedio 株式会社董事长，高知大学医学院特任副教授，
精神科医生　物部真一郎

毕业于高知大学。在精神科医院担任精神科医生。2015
年取得美国斯坦福大学工商管理硕士（MBA）。2014 年 12 月
创立 ExMedio 株式会社，担任董事长。2018 年 5 月开始，在高
知大学医学部特任副教授（外聘）。

加藤： 物部医生，作为精神病主治医生，能介绍一下您创
办 ExMedio 株式会社的经过以及如何挖掘医疗新问题？

物部： 我正在运营 ExMedio 株式会社，我们的业务是以医
生间的相互联系为核心，提供医生临床资格授权服务。在精神
病专科医院，作为一名精神病医生，我在工作中遇到了一些问
题需要解决，因此 2013 年我去美国斯坦福大学的商学院求学，
并取得了工商管理硕士（MBA）学位。当时美国谷歌的首席
执行官埃里克·施密特（Eric Schimitt）给我们上过课，从他
那里，我了解到了很多创业所需要的训练和建议。当时美国正
在大力推行奥巴马的医改政策，信息技术也开始正式投入临床
现场，所以医疗品质上升的前景一片大好。就是在这种形势
下，2014 年 12 月，在我还没有毕业的情况下，我就创立了医

疗信息技术公司。

　　我在临床上所想到的问题非常简单。我曾经在精神科专科医院工作。来我们这边的患者主要患有精神性疾病，但是在入院之后也会出现感染性疾病和皮肤病等非精神性疾病。出现这种状况时，作为精神科医生，我们又不得不去治疗这些疾病，但因为我们是专科医院，很多时候我们无法向其他诊疗科室的医生请教。而且你也可以想象得到，在家诊疗和在偏远地区的诊疗，也会出现同样的状况。在这种情况下，即使没有什么信心，我们也不得不对患者进行治疗，除了自己想办法外也没有其他方法了。如果这个时候能够向其他专业医生咨询，对眼前的患者一定大有好处。

　　出于这个方面的考虑，我们开始提供"皮肤寻找君"的服务，针对在家诊疗和偏远地区医疗环境下，医生面对自己无法解决的皮肤病问题，帮助他们找到皮肤科医生进行咨询。在征得患者同意的情况下，"皮肤寻找君"提供向其他专科医生寻求建议的服务。经过三年不懈的努力，该服务已经成长到不单单针对皮肤科疾病，还包括了眼科疾病以及医生在临床方面遇到的各种各样的困扰。现在，这个平台已经有数万名医生在临床上相互帮助。而且，我们的服务也加入了人工智能来帮助解决问题。只要医生上传临床上遇到的问题，人工智能就能推荐一些与之相关的论文以供阅读，同时人工智能也能为医生间的相互帮助提供支持。

　　加藤：从现在开始到 2030 年，是不是会出现许多像您一样的医生，发现临床上存在的问题，然后利用临床和研究以外的方法来解决问题？

物部：是这样的。具有旧时代产业结构的医疗世界，目前存在着很多的问题。到目前为止，医疗工作者被认为是最能发现这些医疗问题的人。但是，即使医生发现了问题，也会因为眼下有事情要忙，无法腾出手。当然，即便不改善医疗工作者这种繁忙的状态，只要他们具有献身精神，最后也是能解决医疗问题的。但是反观其他行业，已经开始采用技术来解决问题，并不断地取得成果。参照其他行业的成功事例，很多医生也开始察觉到应该运用先进技术来解决医疗问题。

同时，2012 年开始在网络上兴起 Massive Open Online Courses（MOOCs），每个人都能免费获取该类网站上的讲义，这样就能简单地得到一些解决问题的方法。另外，这类包括拥有咨询公司工作经验的医疗工作者、学习过经营学的医生以及能够自己制作软件的工程科医生在内的具备能够从经济角度出发解决问题能力的医疗工作者也在增加。而且，针对信息技术融入医疗等创新事业，日本也提供了友善的政策支持，同时，社会公众对解决医疗问题的新想法的接受度也越来越高。总之，我们的医疗行业正在为大量革新的出现准备土壤。

加藤：就是说，医疗行业向着好的方向发展着。

物部：实际上，负责实施解决方案的工程师和发现问题的医生合作的例子越来越多，所以成功利用信息技术解决医生提出来的问题的案例也在增多。我在美国斯坦福的时候遇到了今泉（现在是 ExMedio 株式会社的首席技术官和共同创立者），当时他在硅谷的一家日本企业担任工程师。这次相遇成为我们一起在医疗 + 信息技术上创业的契机。我非常羡慕现在的医学专业的学生，因为在东京和大阪等大城市，经常会举办像

"医疗 + 信息技术"类型的研讨会。

目前，解决方案的成功案例多半是从健康技术（Health-Tech）领域开始的。在这个领域，有些人即便资金很少也能努力解决掉问题，也有人凭一己之力挑战了世界性的医疗难题，所以我认为这是一个非常有前景的领域。

加藤：您认为健康技术领域的兴起会导致社会发生什么样的改变？

物部：无论是大城市，还是偏远地区，都存在各种各样的医疗问题有待解决。拿美国来讲，为了解决医疗工作者所发现的各种问题，美国成立了不少由工程师和风投公司共同合作的公司，比如 Sensely 公司和 Figure 1 公司。其中，Sensely 公司利用人工智能技术，协助患者出院后进行后续康复，从而帮助医生和患者。而 Figure 1 公司创办了仅供医疗工作者投稿的图像投稿 SNS，为世界各地的医疗工作者解决临床上的问题提供了平台。我认为医疗工作者创业，解决了许多只有在临床现场才能发现的问题。

因此，未来会有更多的医疗工作者参与到问题的解决中来，这样的未来真的很令人期待，同时我们的社会也会达到更为健康的状态。正如从买家角度获得重组的亚马逊和优步公司，改变了社会结构和人的生活方式那样，今后，我们的医疗机构和患者之间的关系也许也会发生改变。医院和诊所将从使用者（患者）的角度来提供服务，这种服务形式对患者来说将是非常好的事情。

28 通过正确的信息改变固执的人的行为

数字好莱坞大学研究生院，运营"肾脏内科.com"，
肾脏内科医生　森维久郎

毕业于日本三重大学医学院。肾脏内科医生。为了开展"预防可避免性的透析导入的肾脏医疗"，运营肾脏的信息发布网站"肾脏内科.com"。开发了利用人工智能来提供医疗现场解决方案的软件。目前在千叶县的医院工作，同时就读于数字好莱坞大学研究生院。

加藤：森医生，您作为一名肾脏内科医生，不仅从事临床诊疗，而且还在运营专门解答肾脏内科方面疑问的网站"肾脏内科.com"，另外，您还利用谷歌平台上的语音识别系统开发出可以用来解决医疗现场问题的产品。

森：是的。"肾脏内科.com"主要是面向患者全面公开我自己用药的依据以及营养指导方面的信息。另外，我们利用谷歌主页的人工智能语音系统开发出的产品，是一款只需依靠语音识别就能在考量肾功能的基础上给出合适的用药量的应用软件。它主要用于解决医生费时费力地去翻找书籍查看用药量的问题。

加藤：您现在也在从事这种先进技术的开发，那从您的角

度看，到 2030 年我们的医疗和医生会发生什么样的改变？

　　森：我认为医生的价值会发生较大的改变。到目前为止，医生的价值体现在信息的非对称性上，也就是知道患者不知道的信息。可是，当网络信息开始膨胀，人工智能投入应用之后，我认为这种信息非对称性形成的价值也会逐渐降低。现在，患者已经能够通过网络查询自己的疾病。

　　另外，也有患者被这些信息搞得晕头转向，因为单单是医学的信息量就十分庞大，中间又混杂着很多不正确的信息。同时，医学界还存在着很多没有定论的疑问。而作为医疗工作者，他们通常不仅要阅读发布的指南，还要熟读指南背后的引用论文，如果不这样做的话，他们无法向那些已经接收了大量网络信息的患者解释清楚。我认为医生已经开始担当医疗信息管理员的角色。这些就是医生身上正在发生的变化。

　　加藤：最近，连亚马逊等零售网站都能标识出那些受人关注的商品。所以据我推断，到 2030 年，信息收集整理工作将由人工智能来担当。您觉得呢？

　　森：我也曾经认为到 2025 年左右人工智能就能担当信息管理员的角色。但是，即便是现在，大家判断信息的依据仍然是"谁发出了这个信息"，而不是"信息的内容"。所以，要让大家在潜意识里形成和接受"是人工智能发出的信息，肯定没错"的想法，不是那么快就能实现的。

　　从个人角度考虑，一般认为所谓的"人工智能天生一代"，也就是这代人从懂事开始，人工智能就已经融入生活中，要到 2040 年才能真正成为社会的主力军。在那到来之前，在医患关系方面，主治医生向患者所传达的信息还是有很大的影响。

加藤：原来如此，也就是说在技术层面，人工智能有可能实现管理，但是对于接受方来说，不见得能认同它。

森：是的，我认为"认同感"是非常重要的。比如，过去占死亡比例最大的疾病是感染，现在已经演变成生活习惯病。虽然大家都知道，但是又不改变不好的生活习惯，这就导致高血压、糖尿病等疾病的产生，最后演化成心脑疾病、肾脏疾病、肝脏疾病。我们现在已经到了需要和这些疾病抗争的时代。所以我认为今后的医疗，相对于"医疗品质"，更需要注重"行动改观"。要做到"行动改观"，当事人的"认同感"就非常重要。

另外，虽然"正确的信息"已经传达给患者，但是也有不付诸行动的患者存在。当然，要让患者从接收信息到催生行动的方法有好几种，我认为使用技术就是其中的一种。

加藤：您的意思是说通过技术的使用来实现"行动改观"吗？

森：比如，为了在 Instagram（图片分享社区）上上传好看的照片，人们会去菜品装饰考究的餐厅吃饭；同样为了在《口袋妖怪 GO》上收集口袋妖怪，就需要走来走去，这些都是很好的例子。先进技术的使用，不是要强迫使用者去改变，而是弄些花样引导他们在欲望的驱使下愿意去改变。医疗也是如此，比如医生给患者的计步器，在记录血压的同时配有步数记录，这种方式会让患者比之前做更多的运动。医生通过这种"可视化"，让患者的行动发生了改变。

我本人也在制作这种类型的软件，使肾脏领域逐渐"可视化"。也就是说，我所要设计的"可视化化妆室"，可以让患者看到自己努力改变行为之后，到底取得了多大的治疗效果。

加藤：为了使行动发生改变，您现在还在进行哪些方面的努力？

森：接下来，我们要开设以预防可避免性的透析导入为目标的诊所。这家诊所不单单能看病和开药，还会通过信息的发送和我们的产品，为患者的"行动改观"做贡献。

加藤：为什么您要设立这种线下诊所呢？

森：我一直坚信"现场最强"。以前需要打很小的字就能让机器动起来，点点鼠标就能发出指令，而现在只要通过声音就能指示机器行动。将来也许你脑子里想什么，机器就能马上做出反应。2030 年，技术会更加进步，到时候人们只要有操作 Excel 般的能力，就能制作出一些产品，来解决现实中的问题。

也就是说，技术操作的价值会逐渐降低，相对而言，在现场的价值会逐渐升高，也就是"现场最强"。为什么我会有这种强烈的想法呢？像我这样搞编程是外行的人，2017 年也通过谷歌主页开发出面向医疗工作者的产品。在未来，技术操作的价值会降低，所以我认为在日常诊疗中去发现问题是非常有价值的。医疗机关处在医疗的最前线。特别是针对生活习惯病，我认为处在最前线的不是大医院，而是诊所。所以我想建自己的诊所，让自己处于最前线，然后去发现导致生活习惯病的问题并——解决。

加藤：您对诊所所要提供的诊疗服务和问题解决方面有什么想法吗？

森：目前，我比较关注的是预防医疗的行动改观阶段的模型中患者是如何从"感兴趣期"向"维持期"转变的。现阶段，我认为预防可避免性的透析导入的最有效方法就是减少对糖尿病置之不理的患者数量。因为有 40%～50% 的透析导入患者是由糖尿病所造成的，而且即使知道自己得了糖尿病，有40% 的患者会中断治疗。对于这种中断治疗，单靠诊所的劝说和投药是无法解决的。为此，我开始通过网络发送信息和开发产品的方式来解决这个问题。虽然非常困难，但我还是希望通过一些方法来影响患者，比如形成一定的社交团体，或者利用偶像或漫画人物等娱乐方式来进行宣传。

虽然治疗方法和药物的进步确实提高了治疗效果，但是对于那些因为工作太忙或不关心自己的身体导致治疗中断的人，目前还没有解决的对策。所以，我们要聚焦这个问题，开展诊疗工作。

29 新时代寻求能够把项目导向成功 的工程医生

Flixy 株式会社董事长，工程师，医生　吉永和贵

毕业于日本庆应义塾大学医学院。在东京北—浦安市川医疗中心完成初期研修实习。对健康护理专业方面的信息技术服务抱有浓厚的兴趣，2016 年 9 月创立 Flixy 株式会社。正在研发可以把医生事先的问诊和事先的电子病历联合起来的"Merp 网络问诊"。

加藤：吉永医生，作为医生和工程师，以及"Merp 网络问诊"的诊所支援服务的开发者，您认为 2030 年我们的医疗将会发生什么样的变化？

吉永：提到未来医疗，我就想到我在学生时代看过的一些令我难忘的视频短片。其中一部是由微软公司于 2011 年在 You Tube 上发布的，名为"健康未来景象"（Health Future Vision）的视频短片，主要以未来的医疗技术为主题。在这个视频短片里，人们对未来的医疗做了这样的描绘：临界型糖尿病患者的生活习惯数据通过可佩戴的设备向主治医生实时共享，而医生坐在医院，通过视频通话或者网上聊天的方式对患者进行适当的指导。另外一部让我印象深刻的视频短片所讲述

的是患者在家里拿着智能手机给孩子的湿疹部位拍照，然后通过与软件中类似的图像进行对比，实时诊断出疑似疾病，同时软件会向家长提示应该什么时候去医院并给出治疗方法。

我想到 2030 年，健康护理市场上会出现像"要健康护理上××"类型的世界性平台。这个平台也许会由现在正在积极通过苹果健康（Apple Health）和研究试剂盒收集健康护理数据的美国苹果公司所搭建，也可能是由其他新兴企业搭建。现在，虽然开始出现远程医疗和医生间的 SNS 服务，同时医生间以及医生和患者间的新型交流平台也逐渐多了起来，但是医疗界依旧存在着很多无用和无效率的状况。将来具备去除这些无用和无效率状况技术的企业，有可能会一下子成为医疗的主导者。

就像现在可以向 Facebook 或 Instagram（图片分享社区）上投稿那样，将来构建的这个平台，我们也可以向它投稿分享自己知道的健康信息。同时这个平台也能通过可佩戴的设备来收集日常生活中健康护理的数据（饮食、睡眠、运动、姿态等），以及收集医院检查和治疗时的数据，并对数据进行一元管理和分析，结合个人的遗传基因和生活习惯，给予人们健康方面的指导和建议，并对可能发生的疾病进行预测。

就像亚马逊或奈飞（Netflix）会根据视听记录来推荐书和电视剧那样，这个平台会通知使用者："和你的遗传基因、工作及生活方式相似的人，很多人已经得了糖尿病和脂质异常。考虑到你嫌麻烦的性格，这种预防方式是最好的。赶快从现在开始行动吧。"采用这种推算方式，我认为使用这个平台的人会逐渐增多。

加藤：我也认为这样的未来会到来。吉永医生，根据您所描绘的未来，您现在正在做哪些努力呢？

吉永：我以"在最佳时机给予最合适的医疗护理"为己任，创立了 Flixy 株式会社。我们面向一般的使用者，使用 LINE 进行交谈，提供自动诊断服务。另外，也有面向医疗机构，事先让患者就医生在诊疗室里要问的全部问题填写答案，然后把填写内容结合电子病历做成网络问诊的服务，目的是使诊疗业务高效化。

我在问诊领域开设服务的原因，是我在做内科门诊的时候，有 30% 的时间会花在问患者"你的喉咙痛不痛"或"不吞咽口水的话疼不疼"之类的问题上，每次都在重复问同样的问题。我想要是医生能够事先就知道这些信息，那么诊疗就能变得更加有效，医生也能把更多的时间花在倾听患者的不安和烦恼上。因为医疗属于服务行业，虽然合理的诊断是必需的，但是提升患者满意度也是比较重要的。而且在诊断方面，我们要逐渐活用技术来做好诊断支持。

加藤：今后依靠技术的进步，诊断支持会发生什么样的变化？

吉永：因为有很多用户都在使用 LINE，所以"Merp 网络问诊"也选择利用 LINE 的交流方式，提供简单的诊断服务。但如果只是采用这种事先准备好的选择题式的问答方式进行交流的话，就显得非常不自然。

今后，我们想要研发出能够利用 Alexa 或者谷歌主页上的 Smart Speaker 进行对话的简易人工智能医生。比如，Smart Speaker 问患者："今天怎么啦？"患者回答说："昨天 11 点左右忽然肚子痛，然后开始发烧。"然后，人工智能根据患者的回答筛选出诊断方面所需要的医学信息，并且基于这些结果，继续询问与诊断有关的下一个问题："是肚子的哪个地方痛？"或"一阵一阵地痛吗？"要是能实现这种方式，那么 Smart Speaker 和智能手机就会成为我们身边随时可以提供帮助的人工智能医生。这种对话的结果，就是在最恰当的时机推荐给最适合患者的诊疗科室医生。营造这样的环境是我的一大梦想。

加藤：吉永医生，您既是医生又是工程师，您的强项就是自己缔造出这一身份组合。那么今后，编程会不会变成医生必备的技能？

吉永：我是大学五年级的时候开始学编程的，算是比较晚的。幸亏当时有面向医疗系学生的信息发布网站的开发课程，我从零基础开始学编程，然后被程序启动服务的技术所触动，自此深陷其中。

不过，当我学会编程之后，在自己开发医学服务系统的时候，我觉得，实际工作中医生（委托系统开发的使用者）必须和开发系统的工程师能够顺利地交流，这一点非常重要。为什么这么说呢？因为数据处理等眼睛看不见的部分的开发通常需要相对长的时间，而医生对系统方面又不是很懂，导致他们对开发时间没有实感，会急躁地催促开发者："之前委托的功能，怎么还没开发好？"而开发者那边就会在想："你不知道开发是件多麻烦的事……"但开发者又不能向他们的雇主——医生直接抱怨。这样，他们之间的鸿沟就会越来越深，最后导致工程停顿。这种案例，我在学生时代经常碰到。当时他们就经常拜托我说："吉永，你能一起参加吗？我跟这些医生根本没法好好地交流，你能在中间调节一下吗？"所以我当时也协助了很多工程项目的开发。

　　另外，对于开发者来说，相比于解决现场问题，他们更想去挑战新的技术，因此很多时候他们会更多地从技术层面去考虑问题。这就导致他们做出来的东西多了很多没必要的功能，最后导致项目不了了之，而其中难得的好服务也会因此无法为大家带来便利。拥有"医生＋工程师"的这种身份组合的医生眼下还是比较少的，今后对这类医生的需求一定会增加。

30 基于公开的数据，专家、国民和政府共同参与大讨论成为社会趋势

日本千叶大学医学部附属医院经营管理学研究中心特任讲师，

精神科医生，公司保健医生　吉村健佑

毕业于日本千叶大学医学部。公共卫生学硕士、医学博士，精神保健指定医生。作为精神科医生和公司保健医生，到厚生劳动省参与医疗信息领域的制度制定、相关政策的研究。2018 年开始在日本千叶大学医学部附属医院经营管理学研究中心担任讲师。

加藤：吉村先生，聚焦 2030 年的我国医疗，您可能会采取什么样的行动呢？

吉村：我采取的行动有两个方面。一是，作为临床医生，我要在保险医疗的范围内提高医术的同时，进入另一个领域，那就是走保健医生这条路。保健医生所要做的是保健工作，而不是以健康保险作为经济来源。原则上医生具备的知识和技术对于企业家来说有多少价值，会在雇佣契约中规定。非常有意思的是保健医生的工资反映了他能给公司带来多大帮助以及对从业人员起多大的作用。所以，在我从医第四年开始，我就逐渐转向保健医生。

保健医生主要负责针对医疗机构的保健工作，对医院的工

作人员进行健康管理,其中我特别关注如何解决护士精神健康方面的问题。从 2013 年开始,我每年都会积极参加千叶县看护协会所主办的面向护士精神健康的讲座,以及医疗机关单位所主办的面向医疗专业人士的讲座。听说最近会实施对医生和护士工作方式的改革,我感觉大家已经认识到,医疗工作者在现场孜孜不倦的努力的重要性。

关于医疗机构的劳动改革应该考虑两个因素。一个因素是根据强制性协议,在患者向医疗工作者求助时,医疗工作者是不能拒绝的。在不局限于精神科疾病的精神不安(由于过度担心,自己会变成重症患者)的背景下,患者频繁地来重症医院就诊,这种情况就需要医生具备应对这种精神不安的能力,然后避免它再次发生,但这都需要花时间。

另外一个因素就是传统的神圣职责意识。以医疗工作者自我牺牲的工作方式作为评价标准的文化根深蒂固,要是优先考虑自己的健康的话,大多数医疗工作者会感到内疚。如果要改变这种文化和想法的话,作为组织,医疗机构就无法维持高的效益。为了打破现状,各医院要开始好好地有效利用保健医务人员,遵照《劳动安全卫生法》进行劳务管理,改善职场环境,使精神健康问题难以发生,以及基于认知行动疗法,全部的医疗工作者都要具备压力管理的能力。具体地说,就是上面所述的那些技术不仅仅是医学部和看护学部需要教授的科目,而是所有医疗工作者应该掌握的科目。同时,医院院长和护士长等管理人员的意识改革也是很重要的。以上这些都是医改所必需的。

加藤：这么说，我也发现自己在医院工作的时候没有找过保健医生咨询。

吉村：多数医疗职工，连自己的医院有保健医生都不知道。目前，医生因过劳而自杀的案件时有发生，我们所要面对的现实问题是有些医生出现了精神健康问题，即使没有严重到要自杀，却没有有效的应对方法。其实"缩短劳动时间就是劳动方式改革"的方针存在着很大的误区，真正要做到的是如何在短时间内进行高效率的生产，以及如何通过团队集中高效地完成医疗任务，这就要求对包括负责医院设计的信息通信技术在内的基础设施进行整改。本来的劳动方式改革，就是要以最小限度的活动收获最大的成果。

加藤：原来如此。那另一方面的行动是什么？

吉村：2015—2018年，我在厚生劳动省工作。我决定去厚生劳动省工作的原因，是我常听到有人批判"厚生劳动省不懂医疗现场，制定的政策常与现实背离"，所以我想去确认一下这种说法。另外，我去厚生劳动省也是想知道，行政机关是如何考虑问题的，是基于什么样的心理来实施什么样的对策，以及确认我自己的能力。我想从最根本的部分来学习制度制定的方法和考虑方式，因此我当时就希望能够被分配到与诊疗报酬有关的保险局工作，最后我去了分析诊疗报酬请求明细书的部门。

去了厚生劳动省之后我明白的第一件事就是，医生和医疗机构对诊疗报酬请求明细书分析的可视化持警惕的态度。因为在可视化的情况下，医生和医疗机构会考虑自己对医疗的处置是否适当、是否会被误解、是否会被批判、是否会成为被监察的对象。但是，只有把医疗现场实行的东西共享，才能推行基于这些信息的解决对策，使政策达到预想的结果。在医疗领域，将信息向社会公开，创造大家都能参与讨论的环境是非常重要的，所以当时我负责日本健康保险结算和体检数据库（NDB）公开项目并进行推广，主要工作是把收集到的关于诊疗报酬请求明细书的数据，以大家都容易理解的方式公开在厚生劳动省的网站上。这还成了业界新闻，让财务省首次被其他的官厅所关注，这确实是一件很有价值的事。

但是，这中间还存在一个问题，就是要制定出这种活用数据的政策，那就需要有能够对数据进行解读和分析并得出结论的专家，但我们又严重缺少这方面的专家。因此，我在厚生劳动省的第三年，又成了日本国立保健医疗科学院的研究官员。就这样我变成了数据结果分析的提供方，为政策立案和政策研究提供数据支持。现在，我仍然继续在做使用诊疗报酬请求明细书的研究，我认为这是一个需要长期研究的问题。为了能够增加这个领域的参与者，我开始投身于教育事业，向大学生和研究生推广诊疗报酬请求明细书数据的有效利用方法。

加藤：当推行这种工作之后，到 2030 年您认为会发生什么样的变化？

吉村：我们很可能会迎来一个患者通过自己所看到的数据，比如当前的诊疗是否属于标准的操作内容，以及正在治疗的医院和主治医生的治疗业绩等方面，来选择自己所希望的医疗和医院的新时代。据在美国工作的津川友介医生的分析，在美国，女性医生治疗的患者的死亡率会比男性医生的低，而且非美国培养的医生的治疗成绩会比美国本土培养的医生要好。这种数据分析的结论十分有趣。如果能够公开讨论与医疗相关的正确的、有用的信息的话，我们就能够改变医疗选择的方式和大幅提高所提供的医疗品质。这是我们必须做的，这样我们才能提供更为有效的医疗。

2030年的医疗的关键词是医疗的可持续性，也就是医疗专业职位以及医疗制度的可持续性。对于应该如何有效地分配有限的医疗资源，我觉得应该在向国民公开数据的基础上，让大家共同参与讨论来决定。

结 束 语

我用了大约一个月的时间才完成本书的撰写。

受到日经 BP 社的拜托，他们想要出版关于第四次产业革命时代未来医疗的见解的书籍，于是我接受了他们的委托，从 2018 年黄金周前的 4 月末开始正式撰写本书。

本着"要写关于 2030 年医疗方面的书籍，就需要把那些对医疗现场问题非常清楚、着眼于未来发展并且已经开始行动的医生的想法传达出去"的想法，我果断采取行动，在短时间内采访了 30 名创新型医生。

最初只是想采访五六个人，最多 10 个人而已。但是，要把握未来医疗的整体形象，只采访 10 个人有点少，所以我想采访更多的人，最后决定"采访 30 名医生，听取他们对未来的描述，以及面对未来他们正在采取的行动"。

这次登场的 30 名创新型医生是我在 2018 年黄金周前突然联系的，并且拜托他们接受采访和撰稿，现在想想，这个要求有些过分，但是大家还是积极地响应我的邀请。而且本书的内容也完成得非常好。

我原来自诩在数字健康，也就是在"医疗 + 技术"领域是个行家，对医疗风险方面比较了解。但是和这些在各领域最先进的方面活跃的 30 个人交谈之后，我受益颇多。虽然我期待大家在读完本书之后能够赞同它，但是我更希望大家会有更进一步去倾听这里每一位医生的见解的念头。作为作者，我一直想要写出一本能够整体把握现在和未来医疗的书，而我可以自豪地讲，本书对于我来说已经是无法超越的。

最后，我希望读者能够与书里登场的医生们所考虑的未来产生共鸣，如果想要为此贡献自己的力量的话，一定要参与其中。我们的医疗事业依然残留着很多旧态。这中间，又存在着包括我在内的这些不是"正统派"的"被当作改变者对待"的医生。但是，通过阅读本书，你能了解到这些医生确实在为日本医疗和每个人的健康着想，为更加美好的未来付出自己最大的努力。

本书是以和 30 名医生对话的形式介绍未来医疗的，以后我还会考虑除医生外，采访那些致力于改革的医疗工作者，从他们的角度介绍未来的医疗。我希望把本书的印花税用于支援那些着眼于未来，进行改革活动的医疗工作者。

这本想法前卫的书籍的编辑是日经 BP 社的增谷彩先生。确实要感谢他。我觉得他是一个很有个人坚持和个人特色的编辑。

访谈原稿的编辑和校对是由久和俊介先生、佐佐木祥贵先生、为本晃弘先生完成的，他们也见证了本书的完成过程。另外，我还要感谢既是医生又是创业家的师匠武藏国弘先生、大师匠池野文昭先生以及在我结束厚生劳动省的调职后支持我、让我能够在东京自由活动的京都府立医科大学的木下茂教授，还有外圆千惠教授、指导过我的产业医大室正志先生、MRT株式会社的马场稔正社长、守屋实事务所的守屋实先生。正是有这些人的帮助才有今天的我。最后，我还要感谢我的家人，他们允许我在黄金周的时候突然开始执笔，专注于撰写本书。

无论是被称为第四次产业革命时代的技术，还是被叫作"未来医疗"，本质上都是"医疗能否变得更好。"

未来的医疗，能做得更好！

未来，在这边。

如果本书能够启发大家思考未来日本医疗的话，我会非常开心。